Tout Simplement Shiatsu

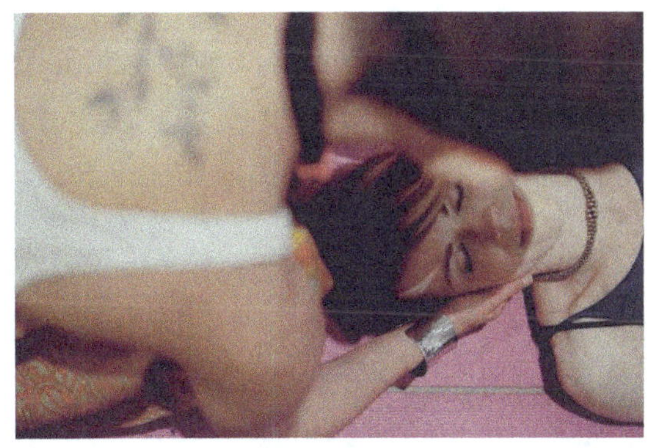

Manon ZAHND

指圧

<u>**Un partage…**</u>

Ce livre est un partage. Celui d'une expérience de shiatsu-ki, de parent et d'amie. Vous y trouverez des informations sur la philosophie de cette pratique mais également des gestes du quotidien de bien-être et de santé prodigués à l'intérieur des familles en Asie, entre amis, au début ou au terme d'une séance d'arts martiaux.

Il a été conçu de telle sorte qu'il vous sera possible de le découvrir et de mettre en pratique immédiatement les démarches que vous y trouverez.

Pourquoi un partage ?

Parce que le shiatsu fait partie d'un quotidien de vie familial, celui de mon fils, depuis ses premiers jours dans ce Monde et celui de membres de ma famille nés en Asie du Sud-Est qui ont pris beaucoup d'avance par rapport à moi sur la pratique des soins thérapeutiques manuels.

Vous trouverez aussi, dans ce livre, le do-in, un auto-shiatsu que l'on réalise sur soi, seul(e), mais qui peut également être pratiqué collectivement. Il est à noter qu'aujourd'hui, le do-in commence à trouver sa place dans des écoles ou le réveil corporel et le recentrage sur soi-même sont particulièrement propices à la mise en activité et à la concentration.

L'objectif n'est pas de faire de vous, par ce premier livre, des spécialistes de cette discipline qui nécessite un apprentissage régulier, méthodique, des cours de pratique et des apports bibliographiques complémentaires notamment des fondateurs de la discipline.
Mais je me dois de vous prévenir que le bien-être et l'état de sérénité que procure le shiatsu est tel que vous pourriez y songer.

En effet il s'agit d'une discipline holistique associant le corps et l'esprit et vous comprendrez très vite en quoi sa pratique dépasse le ressenti d'une relaxation musculaire, offrant ainsi sérénité, clairvoyance et calme.

Vous serez surpris de ses effets qui ne seront pas qu'immédiats et pourront
s'étaler sur plusieurs jours. Il est bien possible que vous preniez l'habitude de le pratiquer régulièrement et vous découvrirez alors ses bienfaits sur votre santé à plus long terme.

Vous trouverez des références bien évidemment à la fin de ce livre si vous souhaitez aller plus loin.

Cependant, avant toute chose et, comme le disait Lao Tseu, « un voyage de mille lieues commence par un pas », je vous invite à tourner cette première page afin de partir à la découverte de cette pratique de soin et d'équilibre.

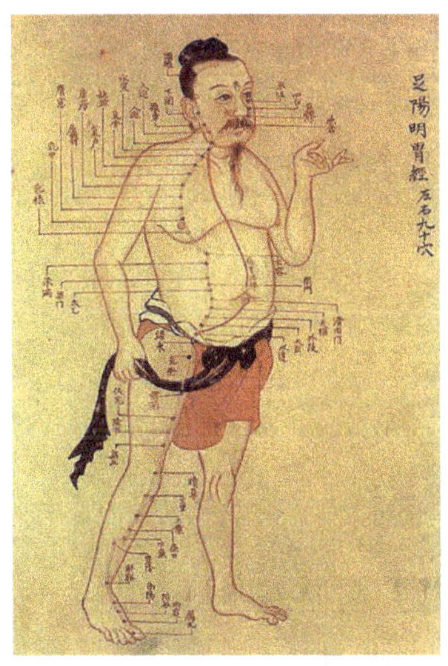

Bienvenue dans ce livre de découverte de la pratique du shiatsu traditionnel.

Issu d'une formation basée sur la tradition orientale, j'utilise depuis plus de 15 ans le shiatsu pour aider des hommes et des femmes à mieux gérer leur stress, élever leur niveau énergétique et trouver un équilibre de santé.

Enseignante et formatrice de publics de tout âge je suis associée à des projets de recherche dans le domaine éducatif portant sur les stratégies d'ap- prentissage de connaissances et de comportements mises en œuvre tout au long de la vie.

Régulièrement en contact avec de jeunes publics, je fais pratiquer à mes élèves mais aussi à ceux des enseignants que je forme, le do-in (auto-shiatsu) pour commencer les différents moments de la journée ou préalable- ment à la réalisation du travail.

Je constate à quel point cette pratique génère beaucoup de détente et de sérénité tout en favorisant la concentration.

L'objectif de ce livre est de vous permettre d'utiliser assez naturellement les bases de cette technique ancestrale de santé asiatique, auprès de votre famille et de vos amis et, peut-être, de vous donner l'envie d'apprendre ensuite l'aspect thérapeutique du shiatsu.

Avec cela, vous trouverez dans ce document de nombreuses explications sur la philosophie et les fondements de cette discipline car ils sont essentiels à la compréhension de cette discipline.

Vous constaterez que bien que le shiatsu soit jeune à l'échelle de la Médecine Chinoise (environ 100 ans), il s'est enrichi au fil de son internationalisation du fait de diverses influences.

Pour cette raison, si vous utilisez d'autres disciplines de bien-être et de développement personnel, vous allez rapidement pouvoir faire des liens avec celles-ci et enrichir vos pratiques.

Cela sera particulièrement vrai pour le reiki Usui, la neurothérapie, la sophrologie, la méditation, l'E.F.T., la diététique du yin et du yang…

La formation que j'ai reçue a été suivie à l'école tourangelle de shiatsu traditionnel avec Hervé Eugène et a pour base la méthode de shiatsu de Toru Namikoshi. J'ai ensuite effectué deux années de formation auprès de Vi- vianne Lee, enseignante internationale, qui utilise davantage la méthode de
Shizuto Massunaga.

J'aurai le plaisir de partager avec vous ces deux approches avec leurs spécificités mais aussi celui de vous faire découvrir une pratique holistique,
passionnante et aussi efficace qu'agréable.

Je vous souhaite une excellente lecture.

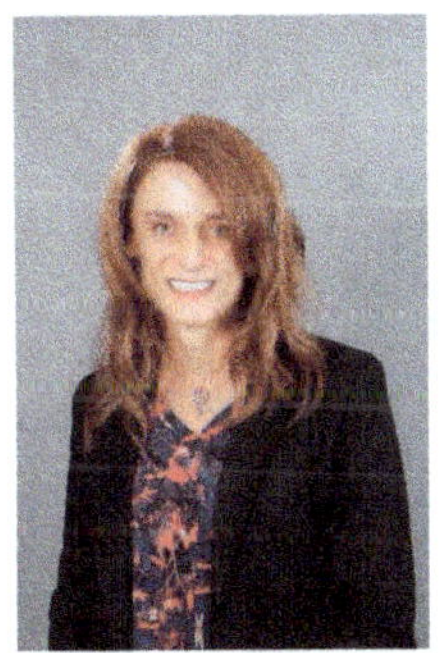

Manon Zahnd

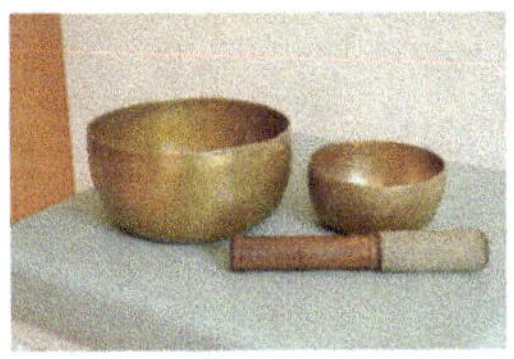

Pour toi Thomas, mon fils et patient shiatsu depuis les premiers jours…

Table des matières

Le shiatsu est une thérapie manuelle d'origine japonaise et une des nombreuses disciplines issues de la médecine chinoise. Le mot shiatsu se décompose en deux syllabes : « shi » signifie doigt et «atsu », pression. Il consiste en une succession de pressions et d'étirements sur le corps le long de canaux énergétiques appelés méridiens d'acupuncture.

Les origines du shiatsu.

La médecine énergétique chinoise est à l'origine du shiatsu et cette technique regroupe des apports de différentes disciplines telles que l'acupuncture, la moxibustion, la phytothérapie, les ventouses. Dans le domaine du massage, la thérapie nommée Amma, issue de Chine et pratiquée depuis des siècles, l'un des massages thérapeutiques les plus anciens de la tradition orientale aura une grande influence dans la formation du Shiatsu. Du fait de la grande richesse des thérapies énergétiques manuelles en Asie, le mot Shiatsu apparaît au début du XX° siècle et cette discipline est consacrée en tant que thérapie depuis les années cinquante. Cette pratique n'est pas fermée et s'enrichit au fil des rencontres effectuées lorsqu'elle s'est exportée dans les années 1970 en Europe et aux U.S.A. Ainsi des thérapics telles que l'ostéopathie, la chiropraxie ou les massages
d'origine occidentale ont influencé son évolution.

Le shiatsu accompagne l'ordre naturel qui se manifeste dans l'équilibre énergétique présent dans le monde végétal, le monde animal, le monde minéral et dans la vie humaine.
Son fondement, qui est aussi celui de la médecine chinoise, est la faculté de notre corps de maintenir son propre équilibre énergétique et de s'adapter à l'environnement dans lequel il évolue. Il est pour cela dirigé par le système nerveux autonome, récepteur de l'activité corps/esprit et régulateur interne de nos fonctions vitales.

Quelques précisions sur le mot shiatsu : beaucoup de termes japonais sont polysémiques : ainsi « Shi » signifie littéralement « pouce », mais également le cœur, le feu et par extension le royaume des astres et notre corps astral. « Tsu » signifie « Pression » et donc la condensation de l'énergie (la force centripète) l'énergie électromagnétique qui nous est vitale. A est la liaison entre les deux c'est-à dire l'Union entre le Moi universel et le moi individuel.

Le processus de guérison correspond à la reconnexion du moi individuel au moi universel dont il est l'émanation

« L'homme se règle sur la terre, la terre se règle sur le ciel, le ciel se règle sur le TAO. Le TAO n'a d'autre loi que lui-même. » Lao Tseu

Les principales écoles de shiatsu au Japon, qui sont à l'origine des protocoles de soins enseignés, sont :

- L'Académie japonaise de Shiatsu fondée en 1940 par Tokujiro Namikoshi (1905-2000)

- L'institut « Iokaï », fondé en 1960 par Shizuto Massunaga (1925-1981)

- L'école de Koho-Shiatsu, fondée en 1947 par Ryuho Okuyama (1902-1987)

Le shiatsu associe le diagnostic et le traitement. Tout en effectuant ses pressions sur les points ou les zones du corps le thérapeute reçoit une information sur l'état énergétique du corps et les éventuels déséquilibres sur lesquels il va travailler.

Cette thérapie n'a pas de limite d'âge. Elle peut être utilisée dès le plus jeune âge et tout au long de la vie. Seule l'intensité de la pression effectuée, changera. Du fait de ses effets bénéfiques, il contribue à maintenir le corps en bonne santé et à prévenir les effets du vieillissement.

Le shiatsu est un traitement qui s'applique au corps entier. Par un traitement localisé, il est possible de soulager une douleur momentanément mais, si celle-ci a pour origine un autre déséquilibre énergétique du corps alors la douleur reviendra. En revanche un traitement de l'ensemble du corps recréera une harmonie énergétique qui contribuera à la guérison.

D'après la médecine traditionnelle chinoise, l'énergie (chi ou ki) circule le long de lignes appelées méridiens. Sur ces méridiens, il existe des points appelés tsubos qui correspondent aux points d'acupuncture. L'énergie se concentre sur ces points. Lorsque l'organe qui correspond au méridien est en disfonctionnement, le point sera anormalement tendu ce qui correspondra à un excès d'énergie ou très mou (pas de résistance à la pression) ce qui correspondra à un vide d'énergie. Les pressions et les relâchements vont permettre de rétablir l'équilibre énergétique dans le méridien et faire disparaître les symptômes du dérangement de l'organe.

Dans la philosophie de la Médecine chinoise, le but du shiatsu est de prévenir la maladie et les désordres énergétiques qui sont à son origine.

Même si le Japon a connu depuis sa reconstruction l'influence de l'Occident dans son modèle de développement économique, le praticien était à l'origine payé lorsqu'il maintenait ses patients en bonne santé grâce à ses soins et à ses recommandations. A l'inverse il ne percevait aucun règlement de ses patients si ceux-ci tombaient malades et il avait pour tâche de les guérir.

Il serait possible de consacrer plusieurs pages aux effets du shiatsu.
En voici quelques-uns.

Au niveau physique, il va favoriser une bonne détente musculaire, faciliter l'irrigation sanguine, l'alignement vertébral et la ventilation pulmonaire.
Il favorisera la souplesse ainsi que la mobilité articulaire et aura un rôle sur la régulation hormonale ainsi que sur le métabolisme et sur la vue.

Au niveau psychique, le bien-être physique aura une répercussion sur le mental. Le receveur va ressentir une véritable sensation de bien-être, une paix intérieure, une sérénité qui peut s'installer sur plusieurs jours. Cet état de relâchement peut aussi avoir pour conséquence de libérer des sensations enfouies plus profondément dans l'inconscient et le receveur peut se sentir plus allégé.

S'il est recommandé de pratiquer régulièrement pour maintenir le corps en bonne santé, les préconisations pour la pratique du shiatsu sont nombreuses et parmi celles-ci nous citerons : le stress, l'insomnie, la digestion difficile, la fatigue chronique, les douleurs dorsales, sciatiques, lombalgies, les problèmes de constipation et de diarrhée, les problèmes dermatologiques, les problèmes respiratoires, les affections saisonnières (rhumes), la dépression, l'aide au sevrage tabagique…

Le shiatsu ne peut être pratiqué :
- en cas de maladies contagieuses.
- en cas de forte fièvre.
- si la patiente est enceinte.

Ces précautions sont essentielles. Dans le cas d'une grossesse, il est nécessaire d'avoir une bonne maîtrise du shiatsu et particulièrement d'avoir suivi un module de spécialisation consacré à la femme enceinte car il existe des points abortifs à éviter.

De manière générale, il est important de demander au receveur s'il a des cicatrices ou des fractures récentes afin d'éviter d'effectuer des pressions dessus.

En cas de doute, il est indispensable que le receveur demande un avis à son médecin traitant.

DEUXIEME PARTIE : LA PRATIQUE DU SHIATSU

Le do-in (pratique sur soi)

Le do-in est une pratique de réveil corporel, une forme d'auto-shiatsu qui peut être pratiquée le matin au réveil où en tant que pratique de recentrage avant une activité.

1. Première méthode de do-in (Assis ou debout)

Lever les mains face à soi. Effectuer de légers tapotements sur le crâne en partant de l'avant jusqu'à l'arrière du crâne.

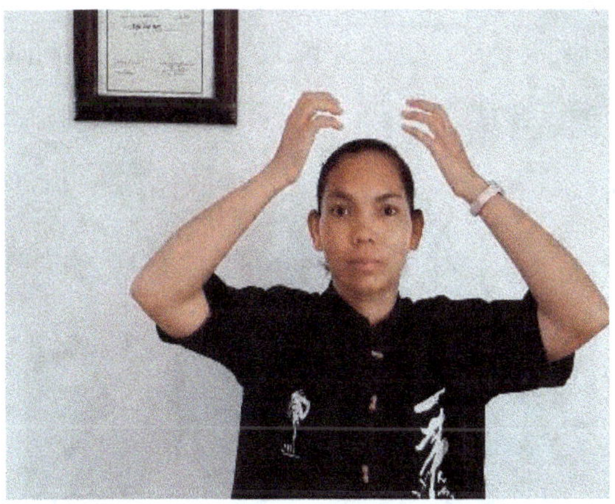

1. Poser sa main droite sur la nuque. Effectuer des pinces en partant de la crête occipitale jusqu'à la ligne des épaules.

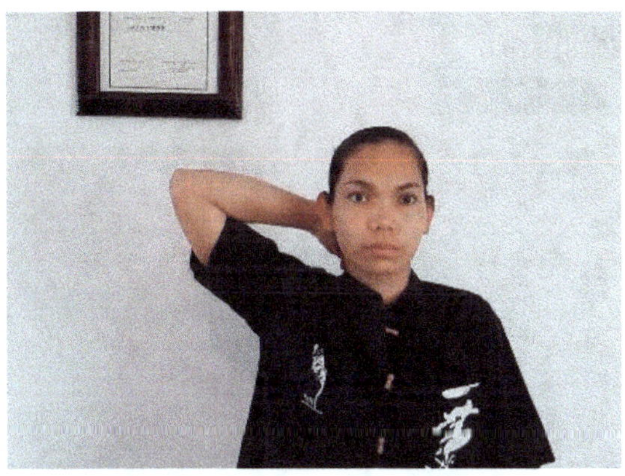

2. Poser le pouce droit sur le creux occipital. Le pouce gauche peut venir se poser dessus la pression doit rester mesurée.

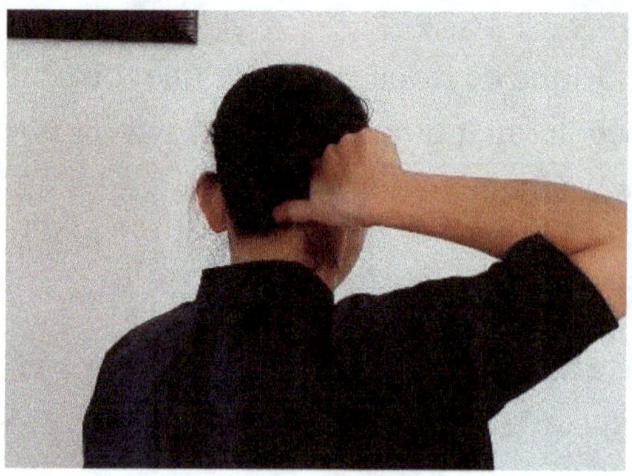

3. Descendre ensuite les pouces le long de la crête occipitale.

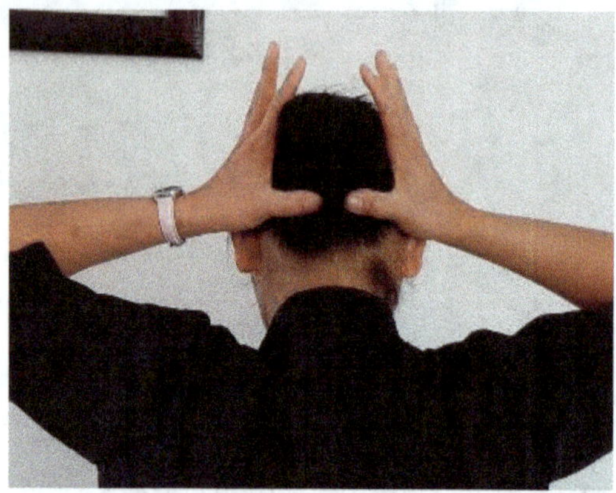

4. Poser la main droite sur l'épaule gauche et effectuer des pressions le long de l'épaule gauche.

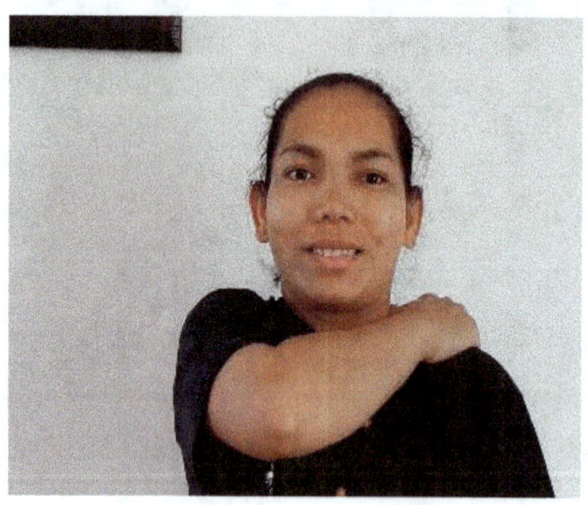

5. Poser la main gauche sur l'épaule droite et effectuer des pressions le long de l'épaule droite (de la nuque vers l'attache du bras)

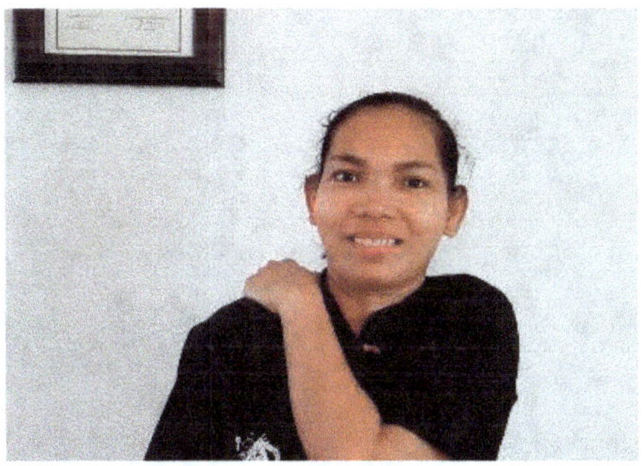

6. Poser les pouces à la racine des sourcils. Glisser le long de l'orbite jusqu'au niveau des tempes.

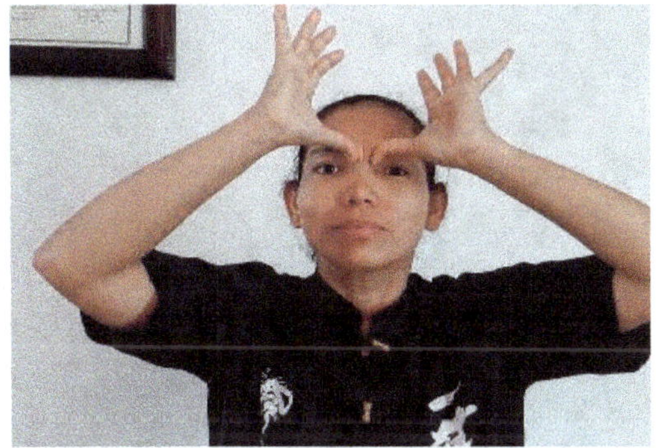

7. Revenir à la racine des sourcils. Monter les pouces de la largeur d'un pouce et refaire des pressions jusqu'à l'extérieur du crâne.

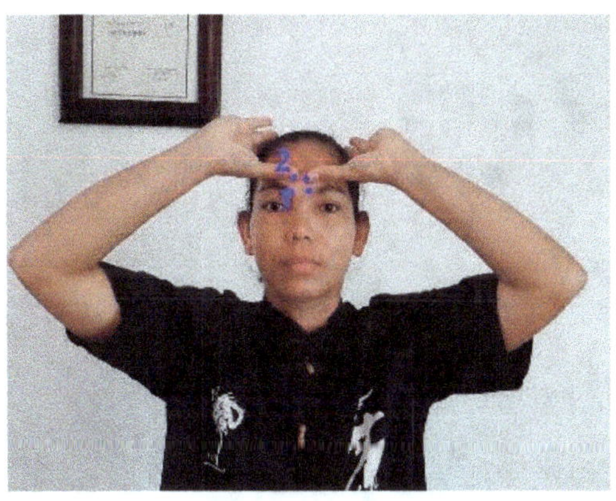

8. Revenir à la racine des sourcils. Monter les pouces de la largeur de 2 pouces et refaire des pressions jusqu'à l'extérieur du crâne.

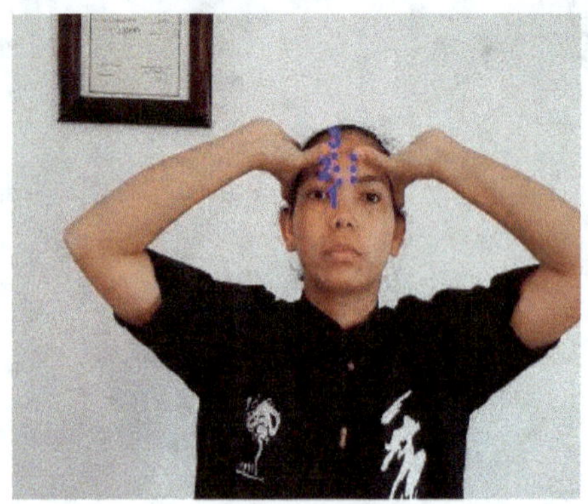

9. Poser chaque index sur chaque majeur et les déposer sur les tempes. Effectuer des pressions rotatives dans le sens des aiguilles d'une montre.

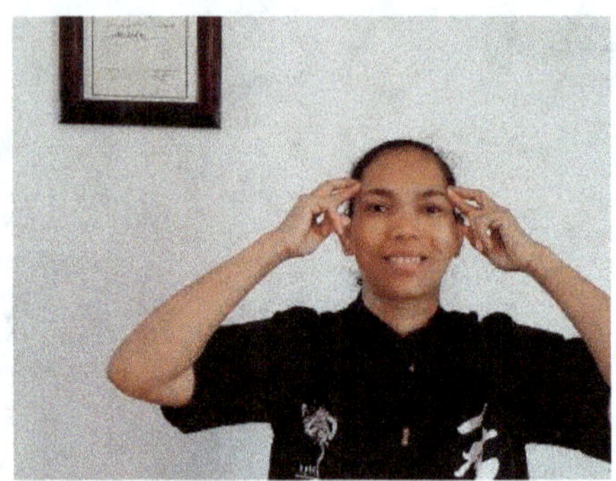

10. Effectuer une pression à la racine des sourcils avec le pouce. Effectuer deux autres pressions, au milieu de l'orbite et sur le coin externe de chaque œil.

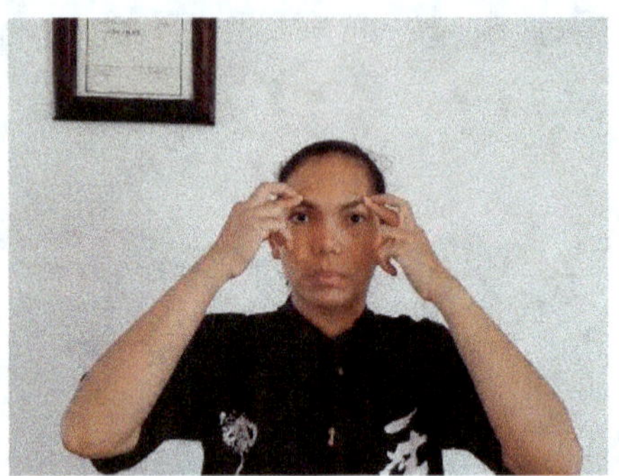

11. Effectuer la dernière pression au centre de la partie inférieure de l'orbite.

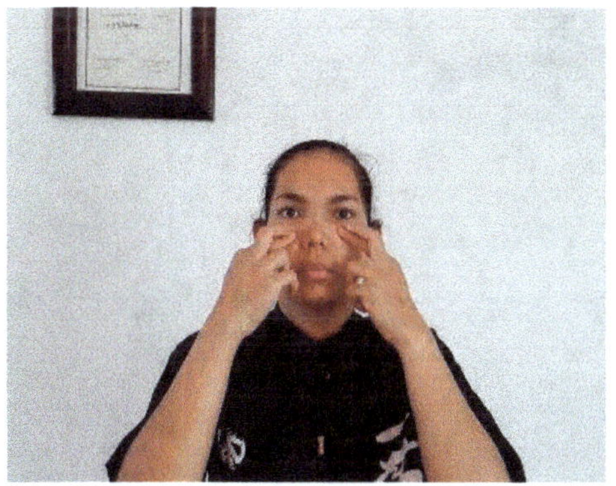

12. Placer les majeurs sur les index et effectuer des pressions à la racine du nez…

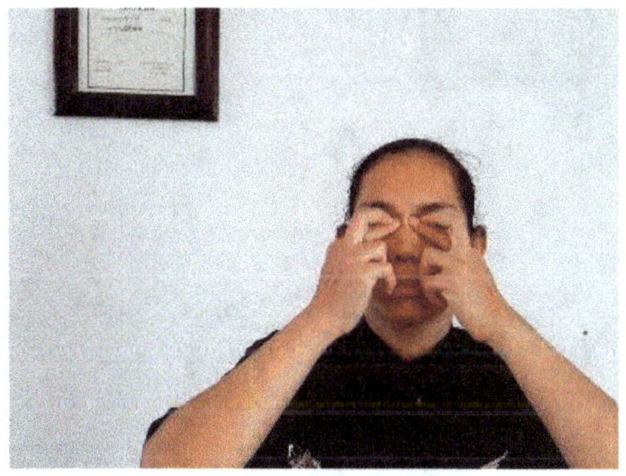

…au niveau de l'os du nez…

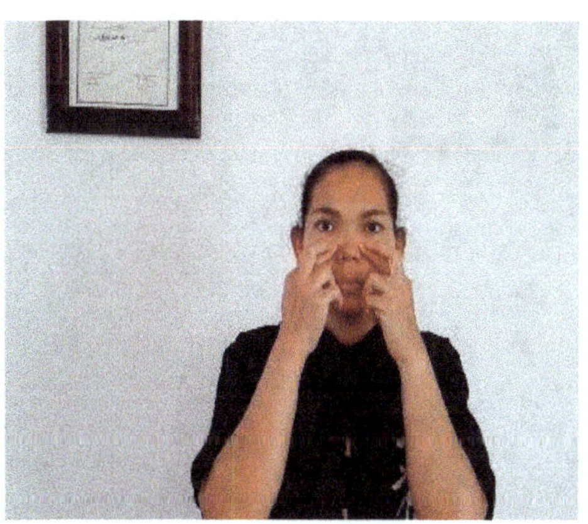

…de chaque côté du nez…

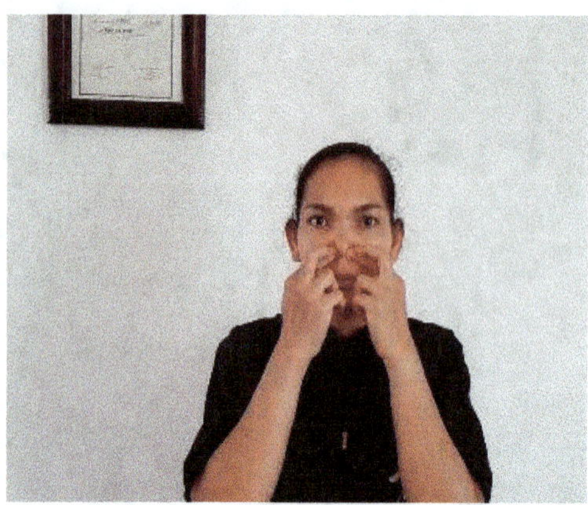

13. Poser un index sur l'autre, effectuer une pression au-dessus de la bouche
…

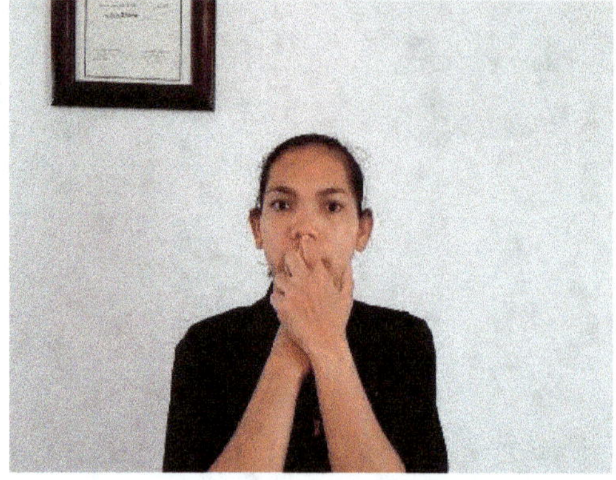

et effectuer une pression en-dessous de la bouche .

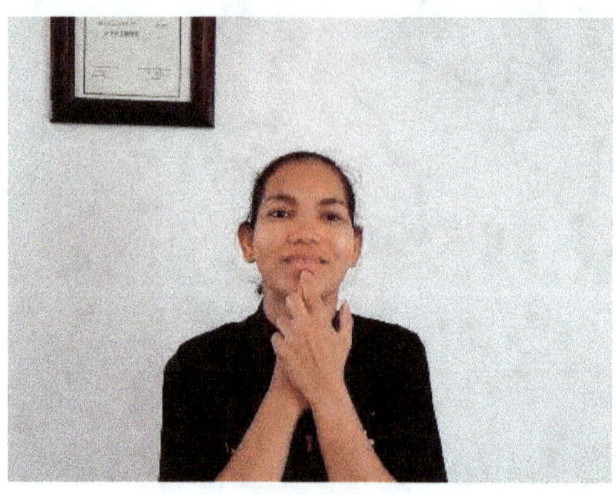

14. Écarter les doigts des mains et disposer les index et les majeurs de chaque côté des oreilles en effectuant des pressions rotatives dans le sens des aiguilles d'une montre.

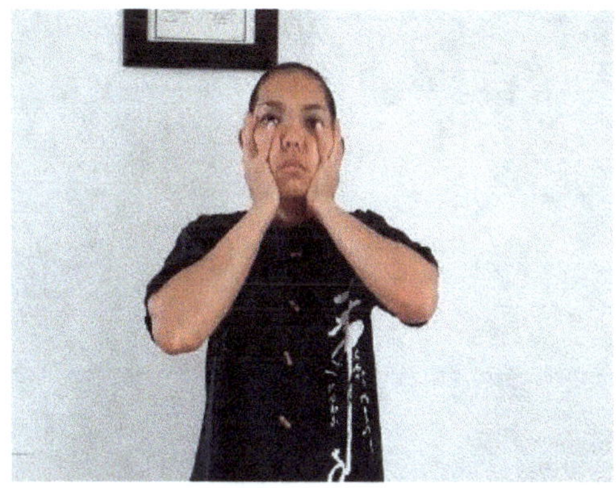

15. Effectuer des pinces du menton jusqu'aux oreilles. Renouveler 2 fois la série.

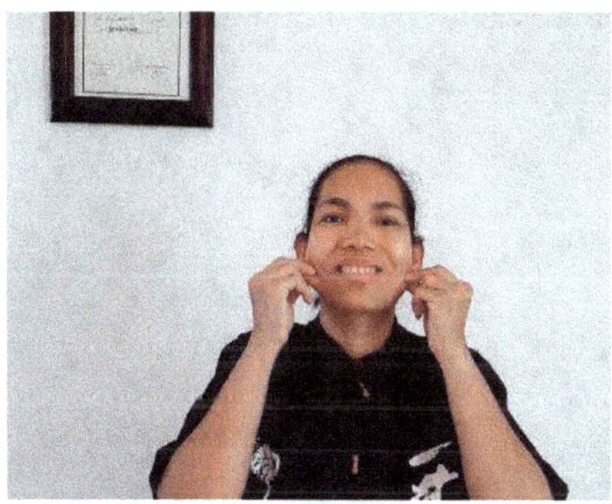

16. Pincer les oreilles doucement et effectuer un léger étirement vers le haut. Effectuer un étirement vers l'arrière et un dernier vers le bas.

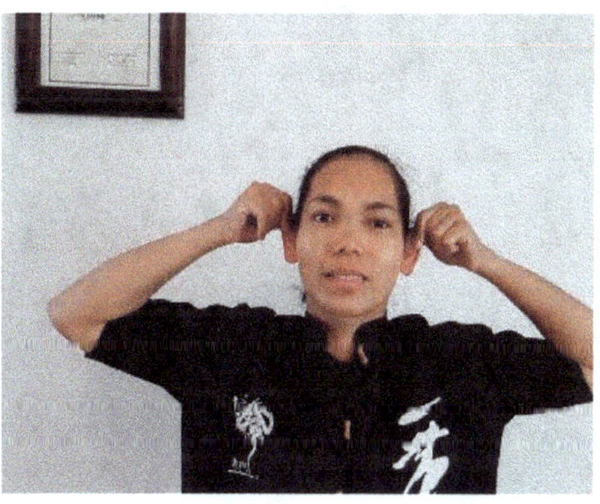

17. Effectuer des percussions du poing droit sur l'extérieur du bras gauche à partir de la main jusqu'à l'épaule.(Sens des méridiens externes du bras Gros Intestin et Triple Réchauffeur)

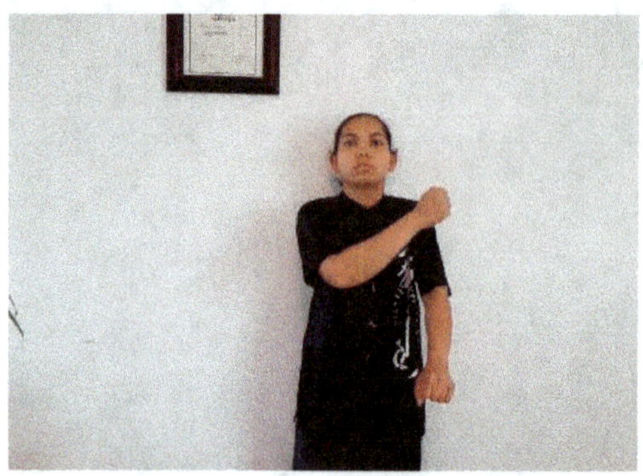

18. Mettre le bras en position d'ouverture (Tourner la main.). Effectuer des percussions de l'épaule jusqu'à la main. (Sens des méridiens internes de la main : Intestin Grêle, Cœur, Maître du Cœur). Renouveler 3 fois.

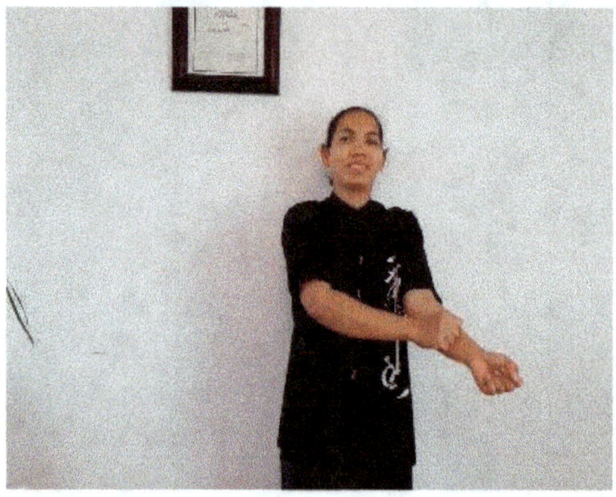

19. Effectuer des percussions du poing gauche sur l'extérieur du bras droit.

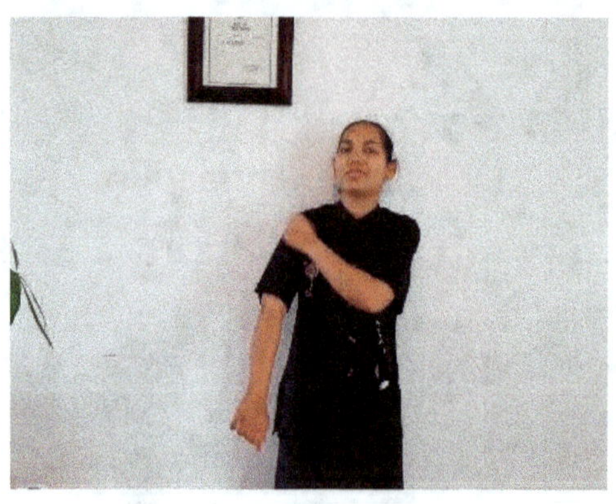

20. Mettre le bras en position d'ouverture (Tourner la main).
Effectuer des percussions de l'épaule jusqu'à la main. Renouveler 3 fois.

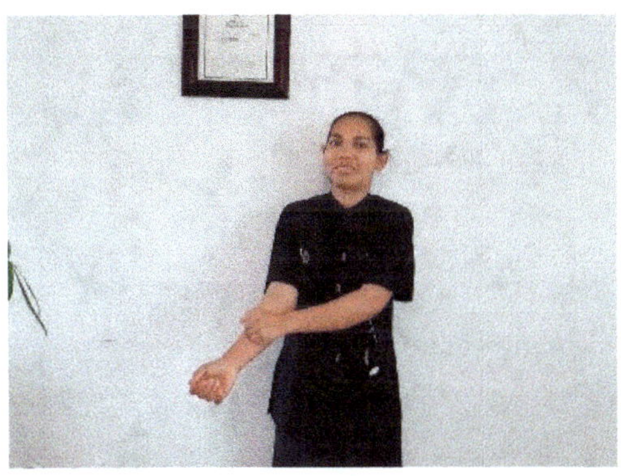

21. Effectuer une pince avec l'index et le majeur de la main droite et effectuer un étirement de chaque doigt de la main gauche.

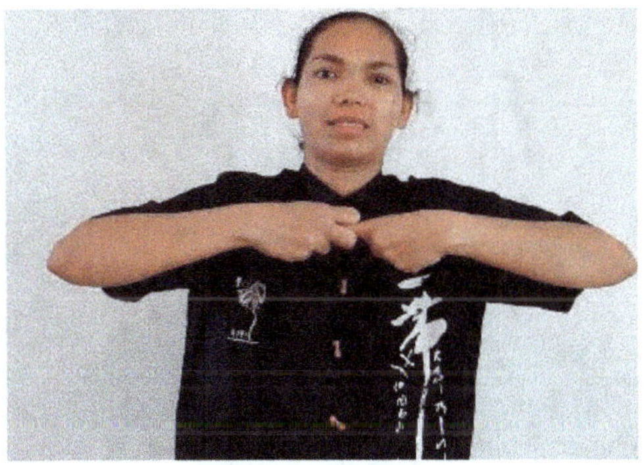

22. Effectuer une pince avec l'index et le majeur de la main gauche et étirer chaque doigt de la main droite.

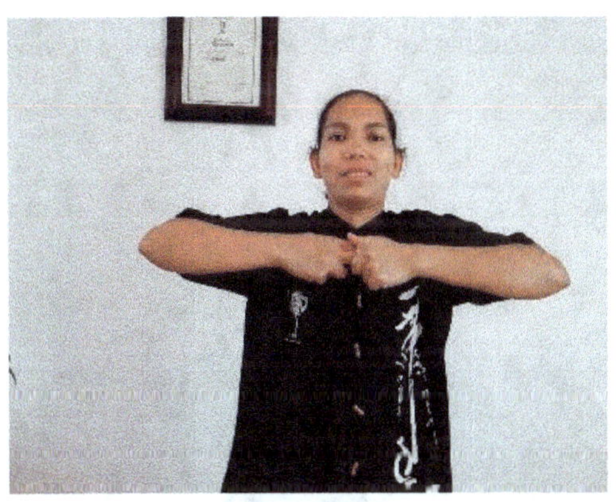

23. Effectuer une pression du pouce droit à l'intersection de l'index et du pouce de la main gauche, puis une autre pression du pouce gauche à l'intersection du pouce et de l'index de la main droite.

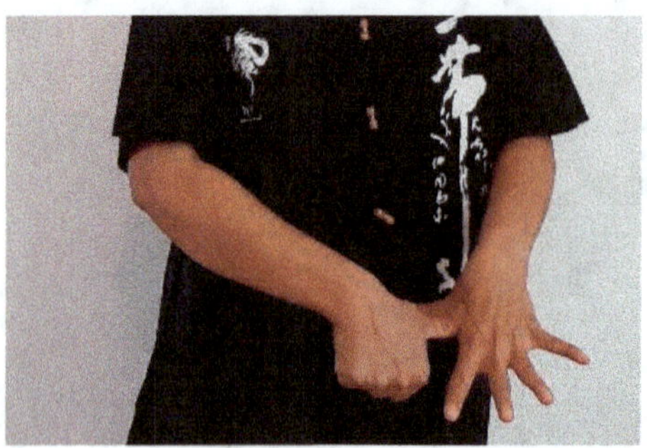

24. Effectuer des percussions avec les doigts des deux mains sur le haut du torse.

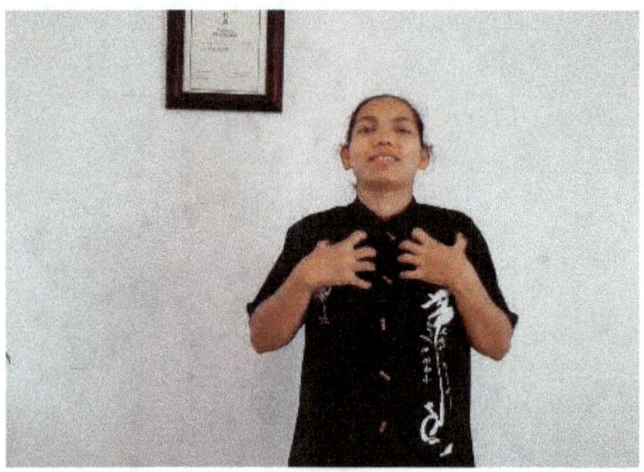

25. Poser la main gauche sur le ventre (zone du hara) et la main droite dessus (Effectuer des rotations dans le sens des aiguilles d'une montre.)

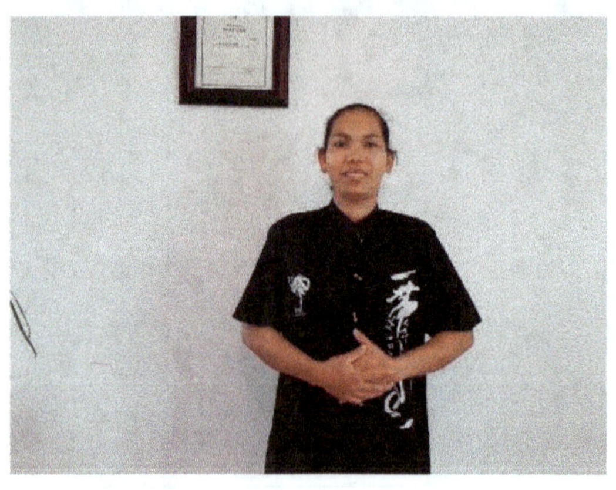

26. Passer les mains dans le dos et avec le dos des mains, effectuer des percussions, du bas du dos jusqu'au milieu.

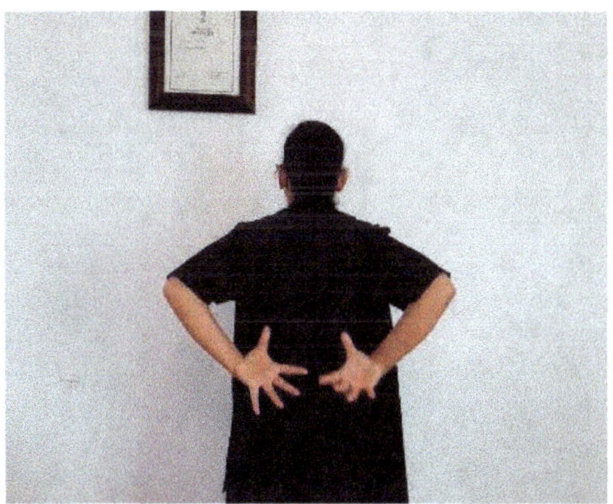

27. En position assise, frapper les fessiers puis descendre sur l'extérieur des jambes jusqu'aux pieds.

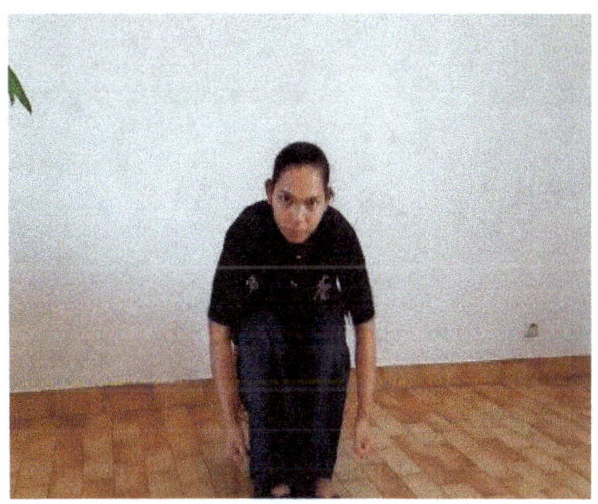

28. Puis frapper à partir des pieds, remonter en frappant à l'intérieur des jambes jusqu'à la taille. Effectuer le « circuit » 3 fois.

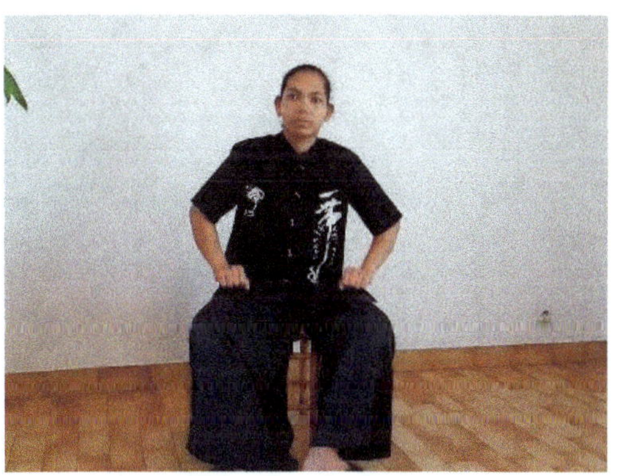

29. Avec le poing droit, frapper l'épaule gauche en descendant de la nuque jusqu'à l'épaule.

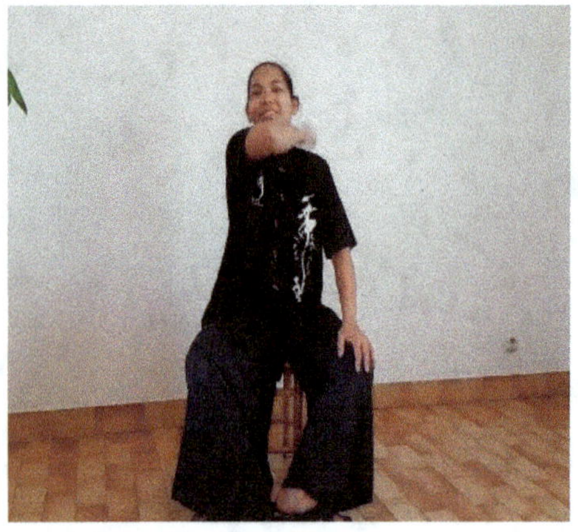

30. Avec le poing gauche frapper l'épaule droite en descendant de la nuque jusqu'à l'épaule.

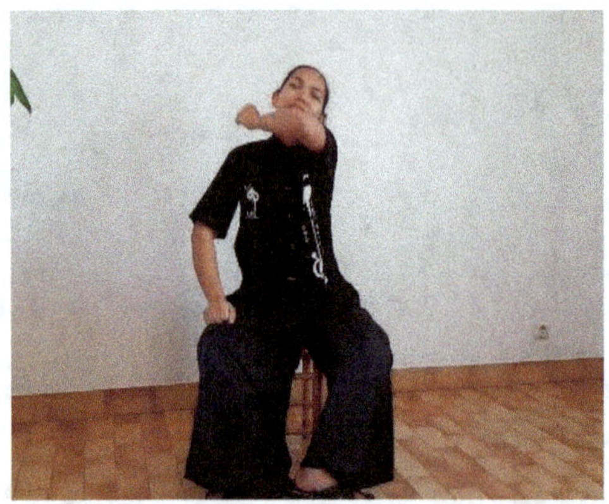

31. Laisser retomber les épaules et respirer calmement quelques instants.

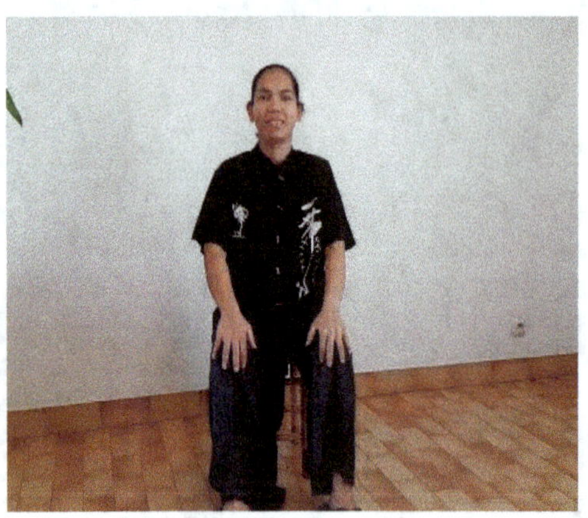

Nous trouvons intéressant de vous proposer dans ces pages une autre forme de do-in enrichie par quelques emprunts à la méthode proposée par Gérard Edde dans son excellent livre B.A.-BA DAO YIN Automassage chinois (Editions Pardès).

1.Commencer par effectuer quelques respirations calmes.

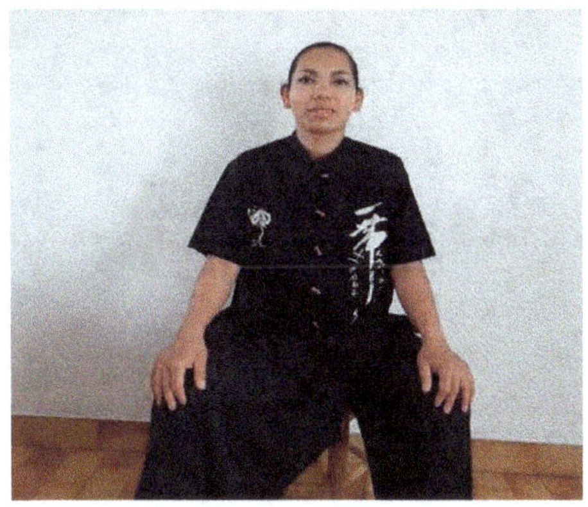

2. Posez vos mains l'une sur l'autre sur le nombril (champs de Cinabre inférieur « Xiadantian ») et effectuer 6 rotations dans le sens des aiguilles d'une montre et 6 rotations dans l'autre. Suivre le rythme une inspiration=une expiration= une rotation.
Cette zone est appelée « source du Qi » ou « mer de l'énergie ».

C'est le lieu où l'énergie du Ciel rejoint l'énergie de la Terre. C'est aussi là que l'essence vitale (Jing) se transforme en énergie vitale (Qi)

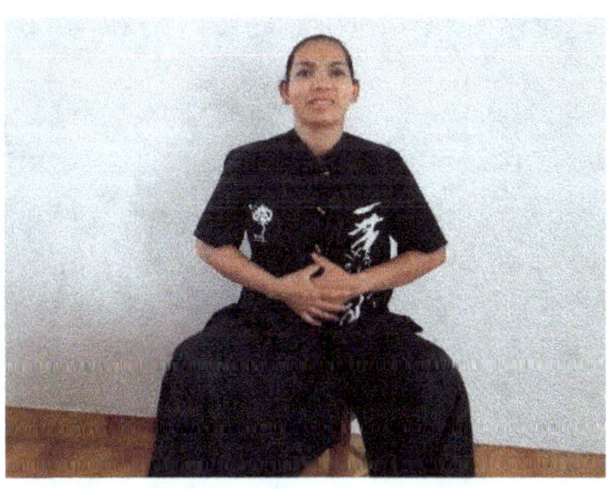

3. Placer les mains l'une sur l'autre (légèrement en deçà de la poitrine, champ de Cinabre médian Zhondantian) et effectuer 6 rotations dans le sens des aiguilles d'une montre en suivant votre respiration puis 6 rotations dans le sens inverse. Il est un lieu essentiel de captation de l'énergie de l'air

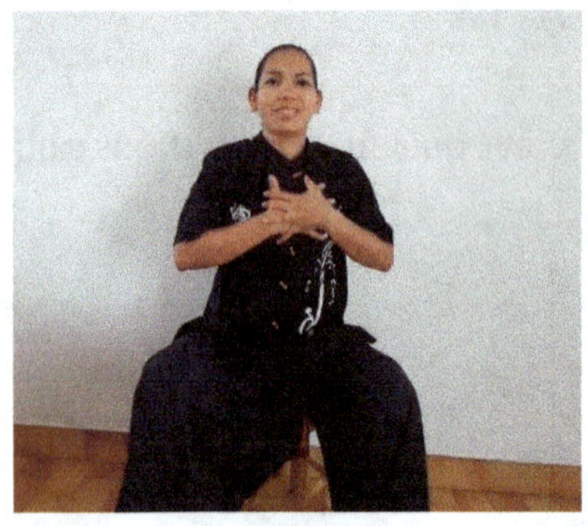

4. Poser les mains sur le centre du front (Champ de Cinabre supérieur Shangdantian) Effectuer six rotations dans un sens et six rotations dans l'autre.

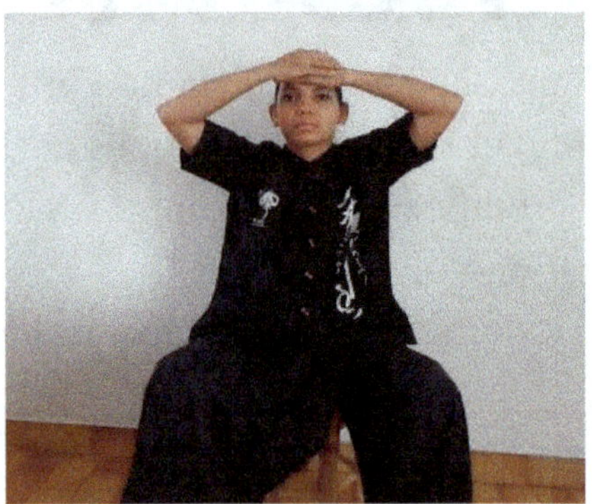

5. Il est possible de compléter ce massage par celui du point des « cent réunions » situé sur le sommet du crâne (au niveau de la petite fontanelle).

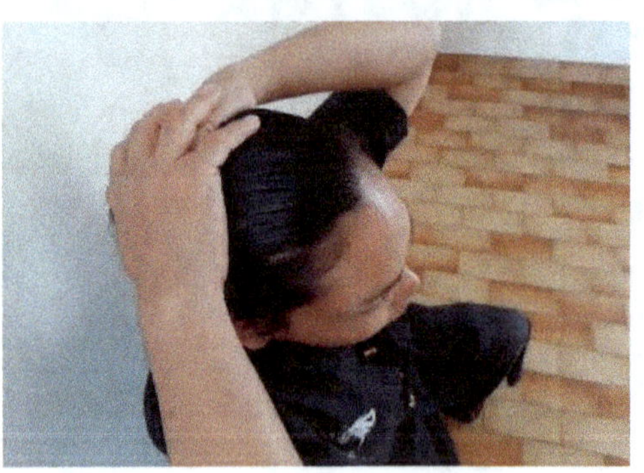

Ce massage constitue la base de toute méthode de santé Taoïste puisque les 3 champs de Cinabre sont des points de convergence des énergies du Ciel et de la Terre. Ainsi les nourritures terrestres se transforment à l'aide de l'énergie de l'air (Combustion) avant d'entamer un cycle de circulation correspondant aux 5 éléments (dans l'ordre Bois-Feu-Terre-Métal-Eau).

6. Pincer alternativement avec les 2 mains (6 fois avec chaque main), l'espace inter sourcilier. Le Palais Central est un lieu de passage important de l'énergie vitale. La stimulation de cet espace renforce la capacité de concentration. (Il représente l'origine du vaisseau gouverneur qui est lui-même relié à tous les organes internes car il traverse tout le dos).

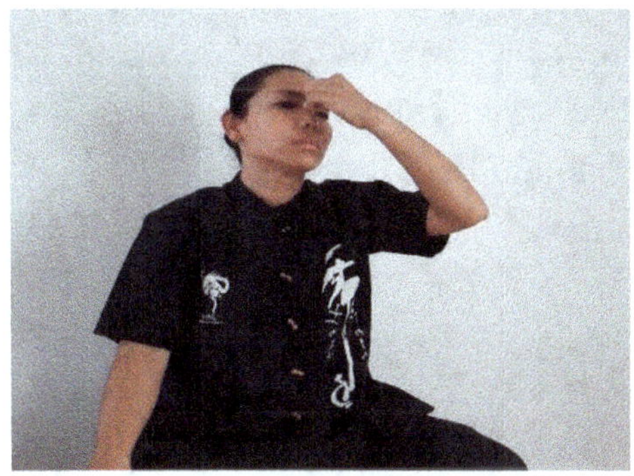

7.Poser chaque phalange des deux pouces sur l'espace intersourcilier (Palais Central) et glisser jusqu'à l'extrémité des sourcils.
Revenir au départ et monter les pouces d'un cran (une largeur de pouce) puis recommencer en montant les pouces de deux crans.
Il s'agit d'ouvrir la voie du Ciel.

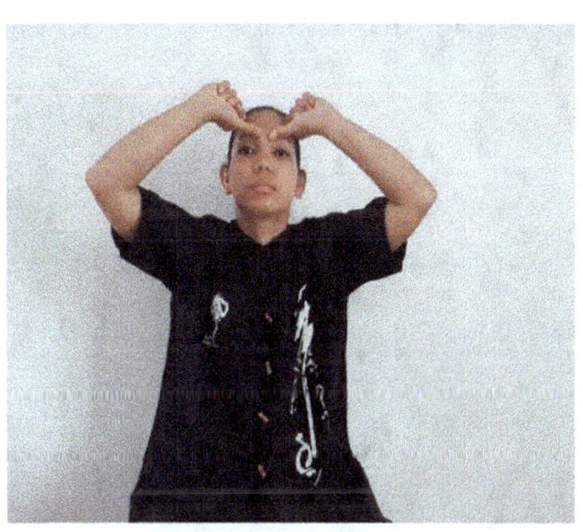

8. Poser le bout des doigts de chaque main (en alternance) au-dessus des sourcils et laisser glisser les doigts le long du crâne jusqu'à la bosse de l'occiput. (Effectuer 6 massages de chaque main.)

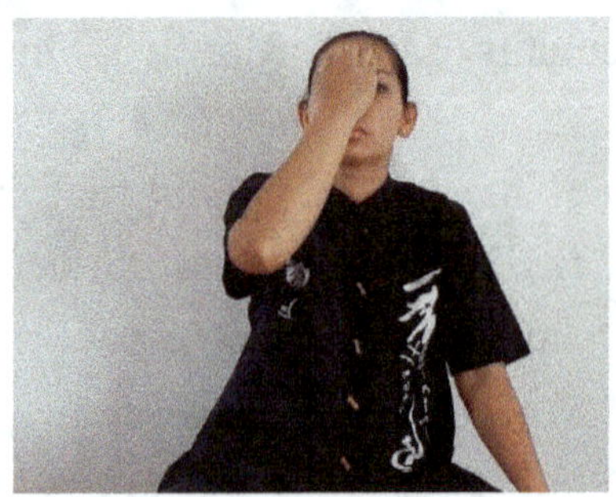

9. Recommencer en posant le plat de la main sur l'espace inter- sourcilier jusqu'au sommet du crâne avec une pression sur le sommet du crâne. (Effectuer 6 massages avec les 2 mains)
Recommencer en effectuant des vibrations

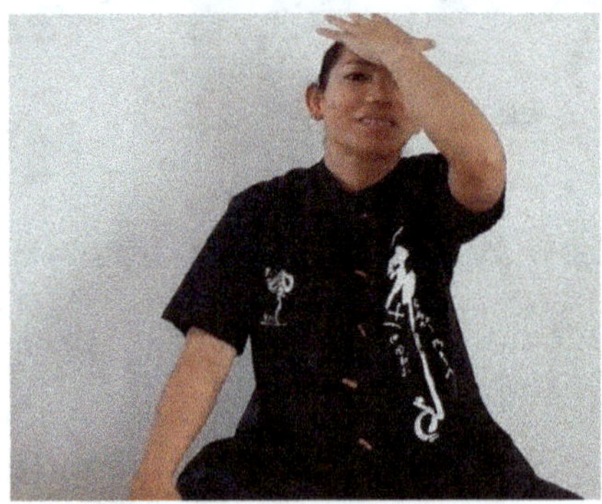

10. Disposer les doigts en forme de peigne sur le haut du crâne (trajet du vaisseau gouverneur) et effectuer des frottements en partant de la racine des cheveux jusqu'au sommet du crâne .

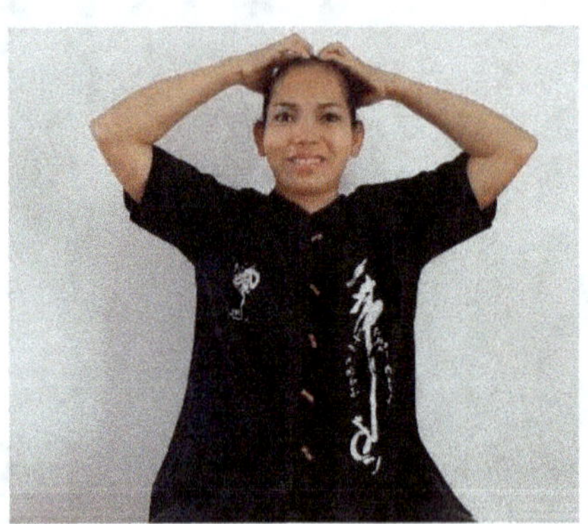

11. Insister sur « le point des 100 réunions » (Lieu de rencontre des méridiens yang du corps) situé sur le sommet du crâne.

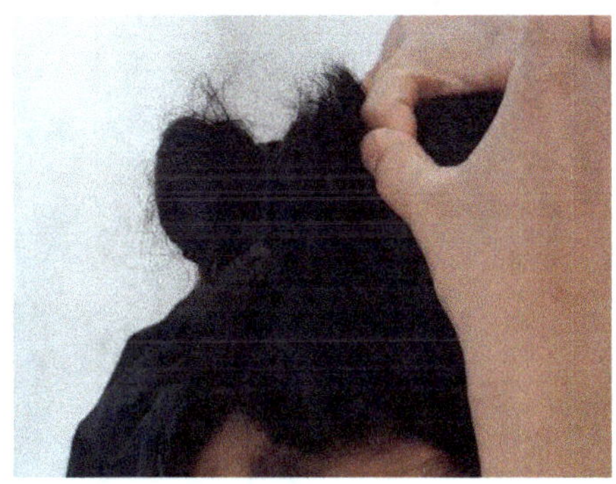

12. Les points autour de l'oreille :
Masser en cercle 6 fois dans un sens, six fois dans l'autre sens :

- le point situé juste au-dessus de l'oreille au bas de la tempe.
- le point situé entre l'orifice de l'oreille et la joue.
- le point situé au bas du lobe de l'oreille.

Le massage de ces 3 points renforce l'ouïe.

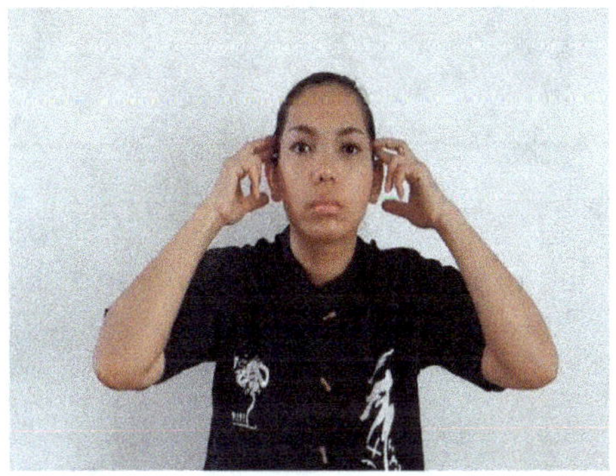

13. Effectuer le massage du grand Yang (point situé dans une dépression dans le prolongement de l'extrémité externe du sourcil) avec l'index et le majeur (6 fois dans un sens, six fois dans l'autre).

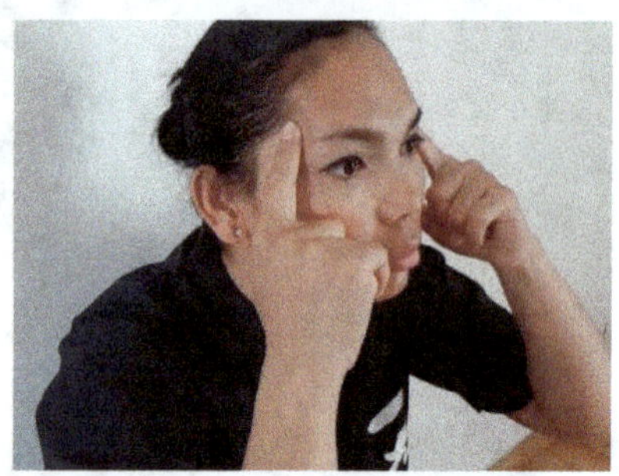

14. Placer les mains sur les joues (Englober les oreilles entre le pouce et l'index de chaque main) et effectuer 6 rotations dans un sens et 6 rotations dans l'autre.

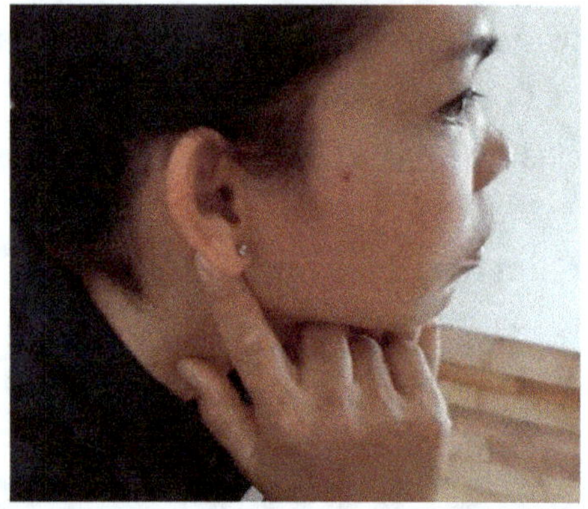

15. Fermer les yeux. Tourner les yeux 9 fois dans un sens et 9 fois dans l'autre en gardant les paupières fermées. Refaire la même chose avec les yeux ouverts.

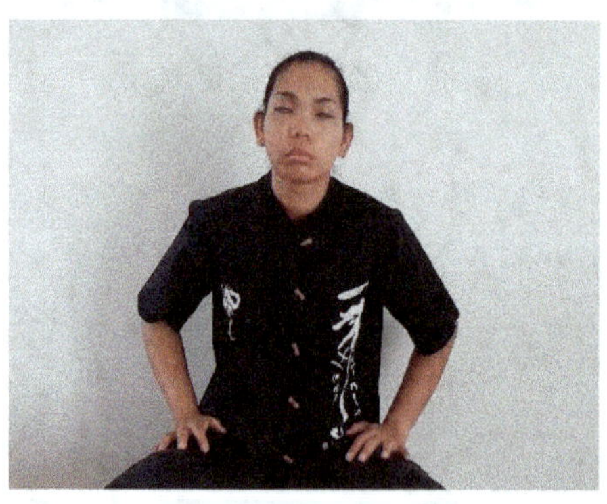

16. Masser les sourcils. Pousser/frotter sur la ligne des sourcils avec le plat de la paume. 6 fois de gauche à droite, 6 fois de droite à gauche.

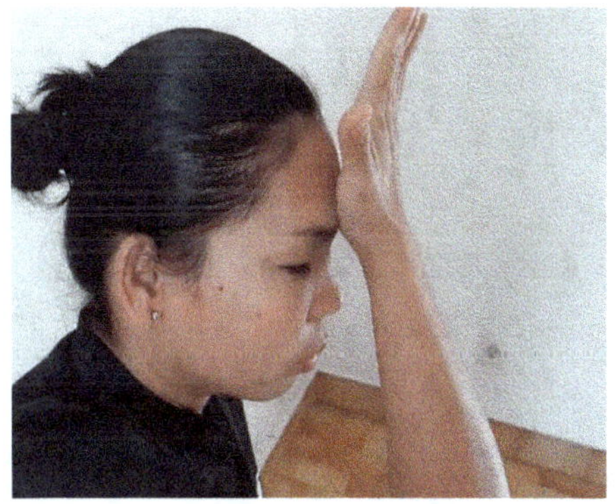

17. Effectuer des pressions sur les commissures externes et internes des yeux en posant les majeurs sur les index.

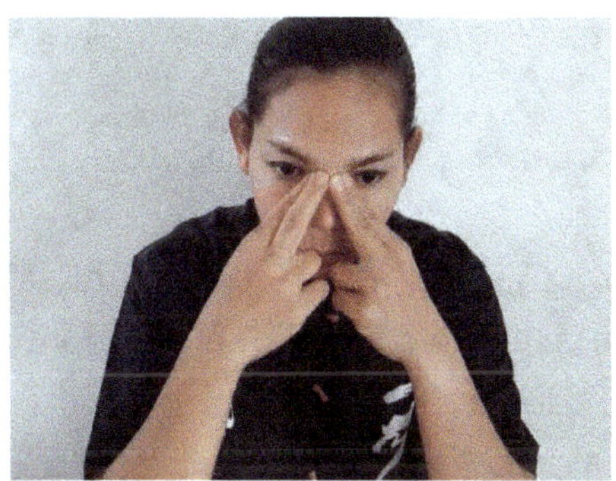

18. Frotter les ongles les uns sur les autres pour les chauffer. Les appliquer ensuite sur les 2 paupières supérieures puis tracer une ligne de l'intérieur vers l'extérieur.

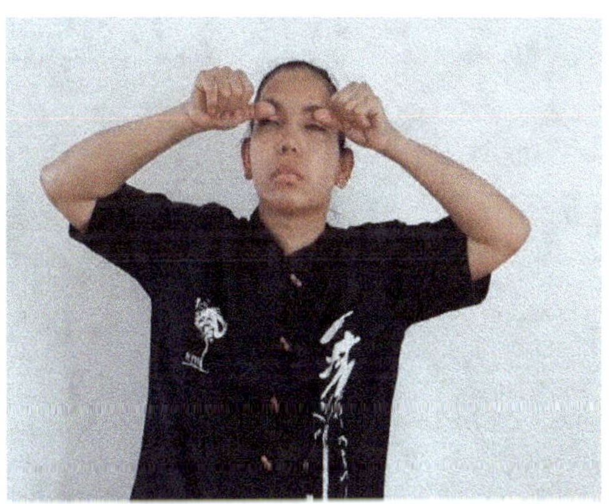

19. Effectuer la même chose sur les paupières inférieures. Cet exercice peut être répété jusqu'à 36 fois en cas de grosse fatigue oculaire.

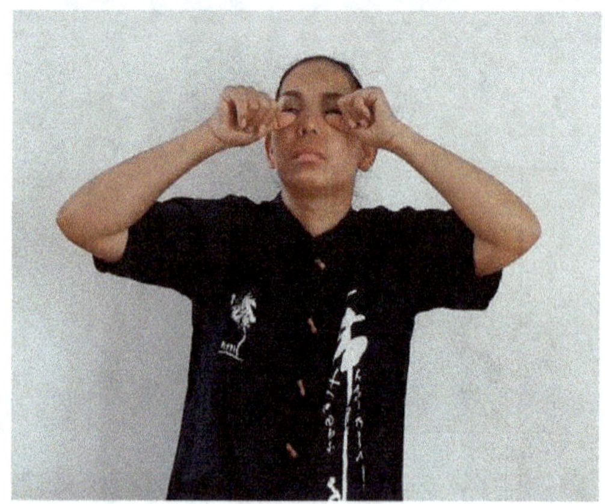

20. Frotter ses mains pour qu'elles soient chaudes et les déposer sur les yeux. Presser légèrement les paumes en maintenant les yeux fermés puis relâcher.

Ouvrir les yeux et garder les paumes sur les yeux :

- Rouler les yeux 8 fois dans le sens des aiguilles d'une montre puis 8 fois dans le sens inverse des aiguilles d'une montre.
- Bouger les yeux 8 fois vers le haut et 8 fois vers le bas.

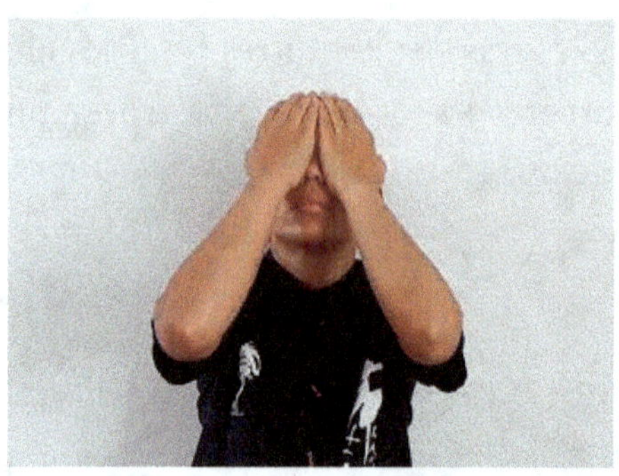

21. Tourner et frotter les deux mains autour de la tête dans les 2 sens.

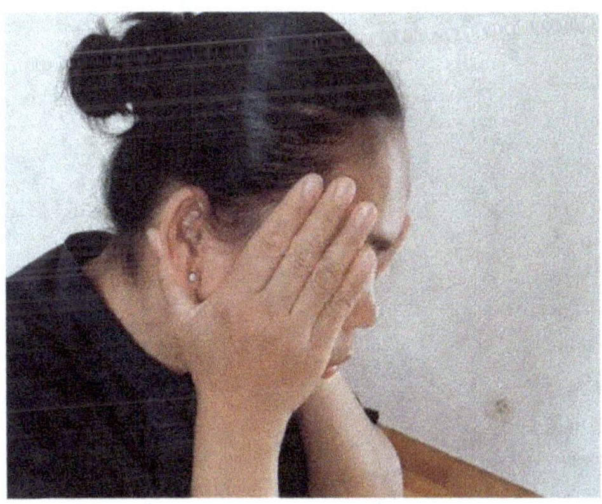

22. Terminer le massage du crâne en frappant légèrement les deux bosses de l'occiput (Battre le tambour céleste.)

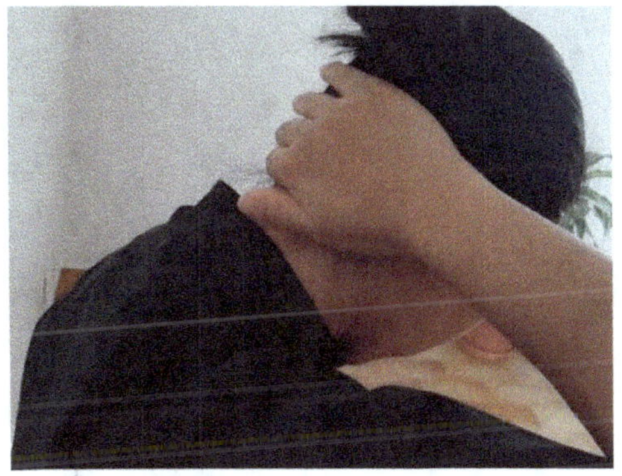

23. Frotter ensuite 6 fois l'intérieur des bras de la nuque vers la paume de la main.

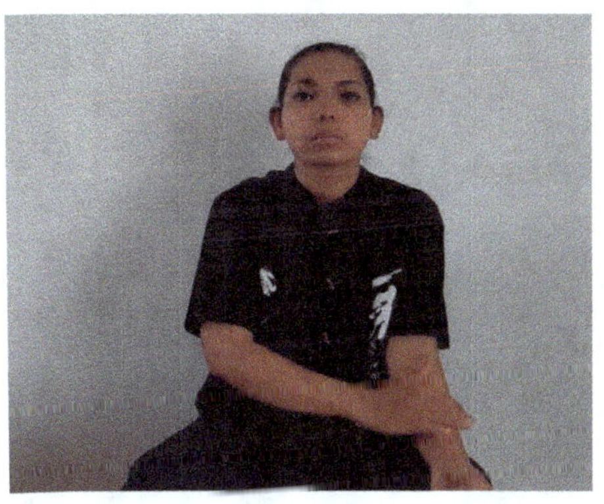

24. Frotter 6 fois l'extérieur des bras de la paume jusque vers la nuque.

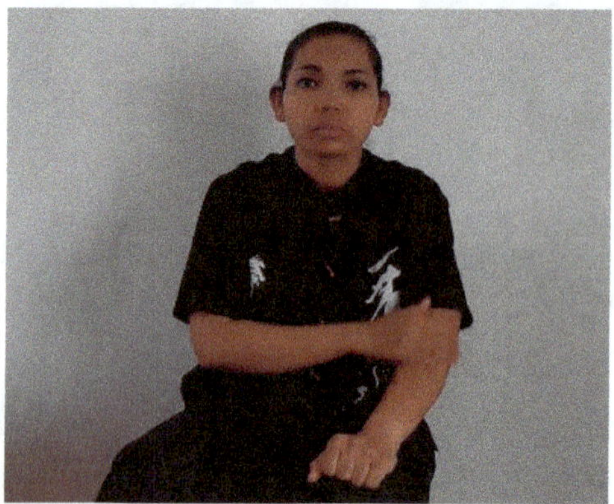

25. Frotter le thorax à l'horizontale. La main part du côté gauche et passe à droite et inversement. (6 fois de chaque côté).

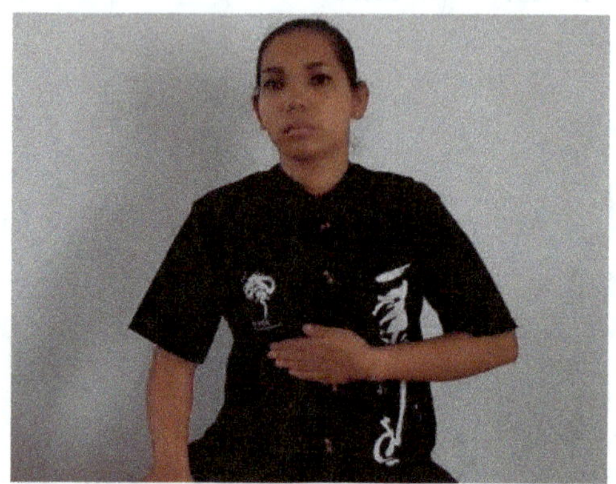

26. Frotter le thorax avec la main. Effectuer un trajet circulaire en commençant sous les dernières côtes et en descendant vers l'os pubien. Longer les plis de l'aine. (Massage des organes digestifs et des reins.)

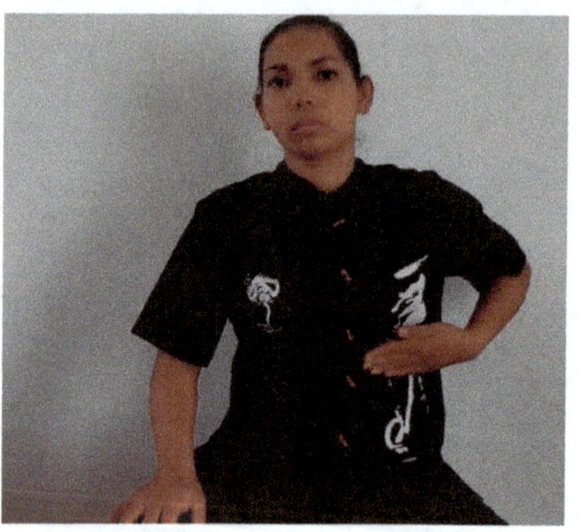

27. Stimulation du vaisseau conception. Placer les deux mains ou le poing de l'une des 2 mains sur le haut du sternum. Effectuer un mouvement descendant 6 fois (Mouvement descendant uniquement).

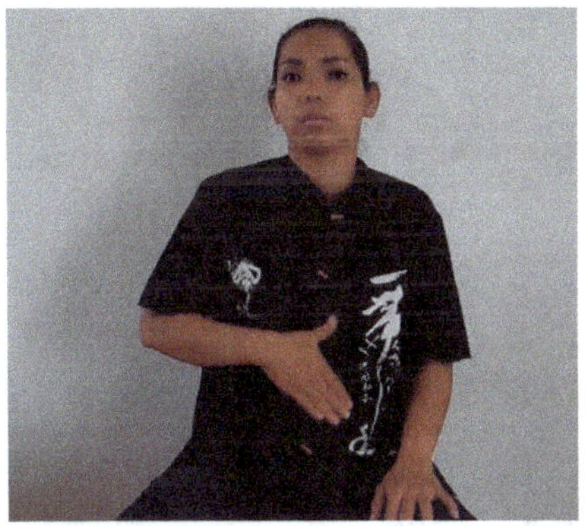

28. Pousser avec les deux pouces sous les côtes en partant des côtes flottantes et en remontant jusqu'au niveau de l'estomac. (À effectuer 6 fois)

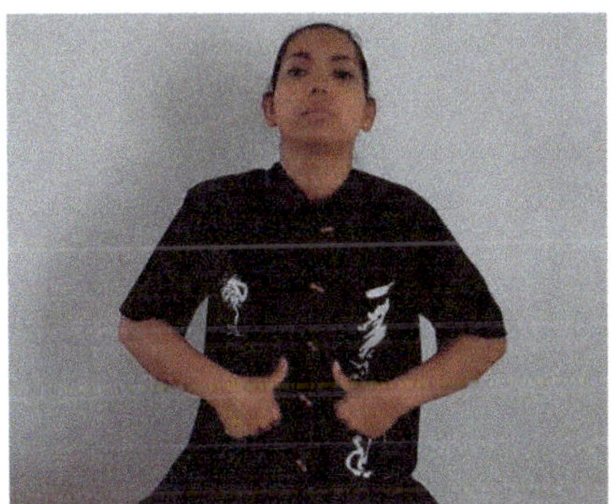

29. Recommencer en partant de l'extrémité des côtes flottantes et en traçant une ligne jusqu'au nombril. (À effectuer 6 fois)

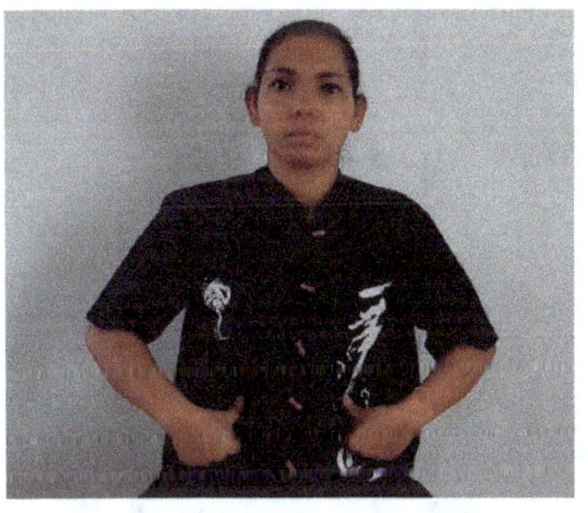

30. Avec le dos des mains, taper les lombaires pour tonifier le rein. (Jusqu'à 90 fois)

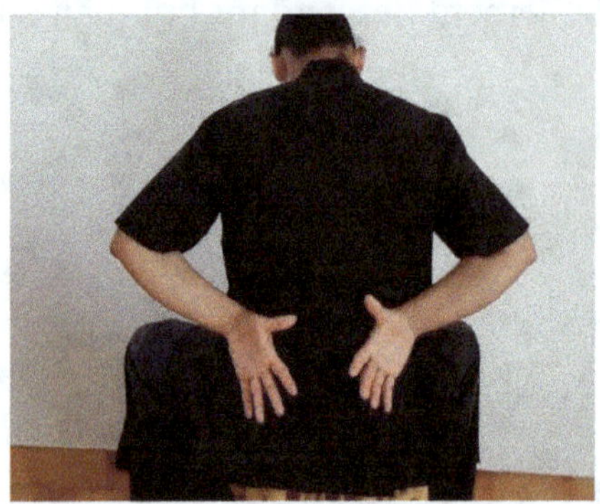

31. Masser les trois portes de l'énergie ancestrale. Presser avec le pouce puis relâcher sans retirer le pouce. (Il est possible également d'effectuer des pressions rotatives en alternant le sens) Recommencer pendant environ 2 minutes.

- Première porte : petite dépression située sous le nombril.

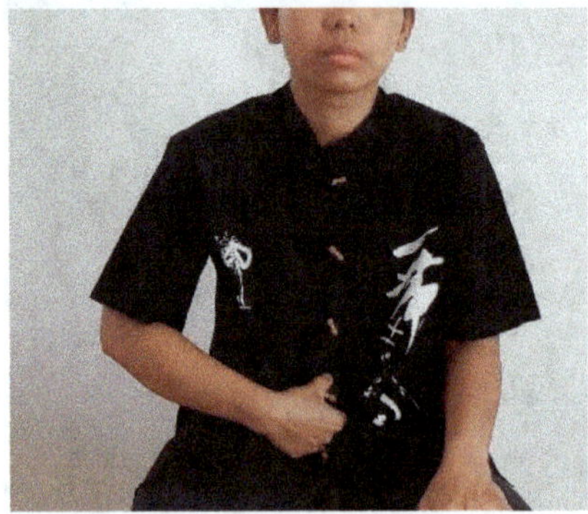

- Deuxième porte : dépressions situées 3 cm sous le nombril et à 4 centimètres de notre axe central.

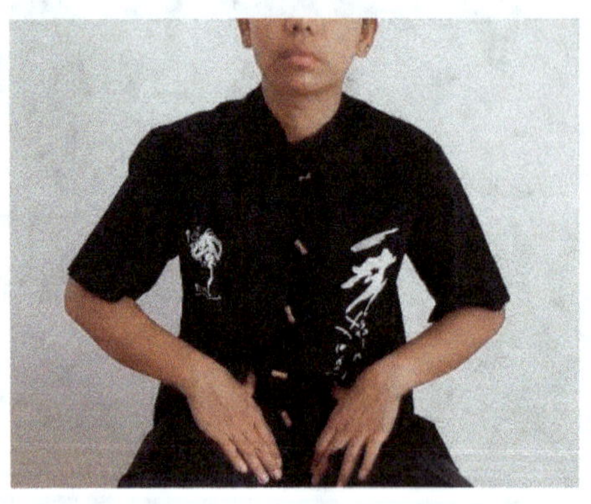

- Troisième porte : à la base de l'ongle du deuxième orteil. (côté externe)

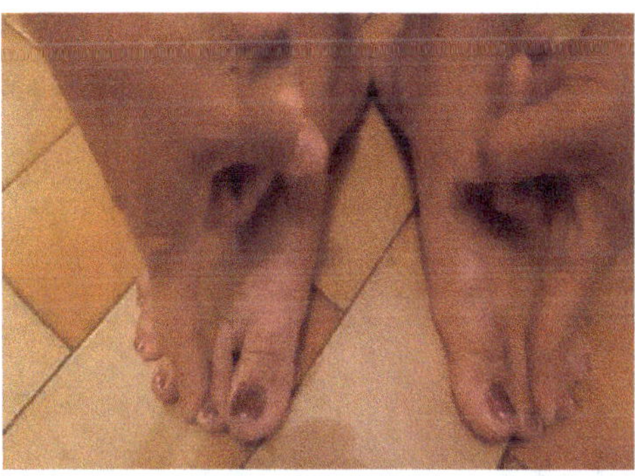

32. Frotter les deux reins en effectuant un mouvement d'aller et retour avec la paume de la main au niveau du point Ming Men (porte de la destinée) (2°vertèbre lombaire le long de la colonne vertébrale) jusqu'au réchauffement de la zone.

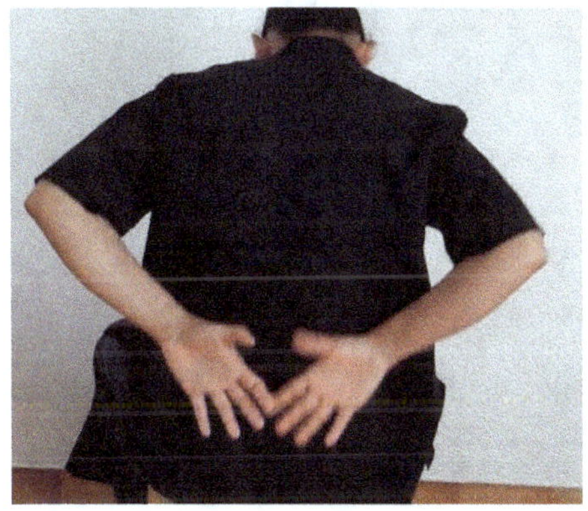

33. Pousser sur le côté interne de la jambe. Débuter au pli de l'aine et aller jusqu'au pied. (Les pressions peuvent être faites avec la main ou avec la plante du pied.)

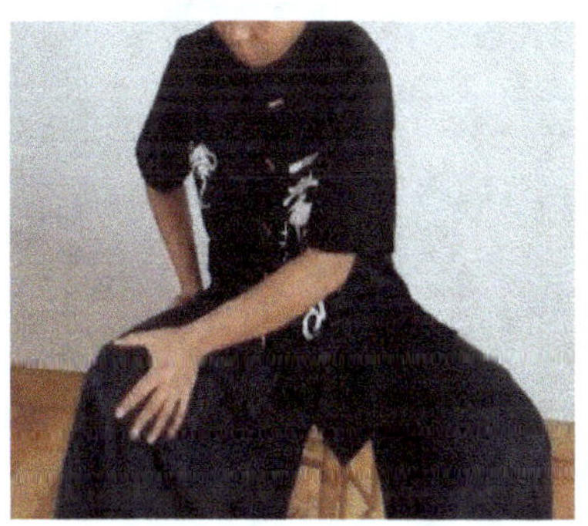

34. Masser le côté externe de la jambe en partant de la hanche et en prolongeant jusqu'au genou.

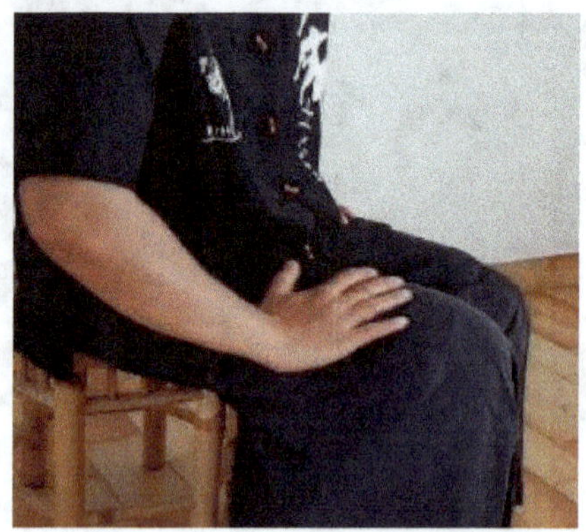

35. A partir du genou, rapprocher la jambe, passer les doigts de l'autre côté de votre mollet et effectuer des tractions légères jusqu'au pied.

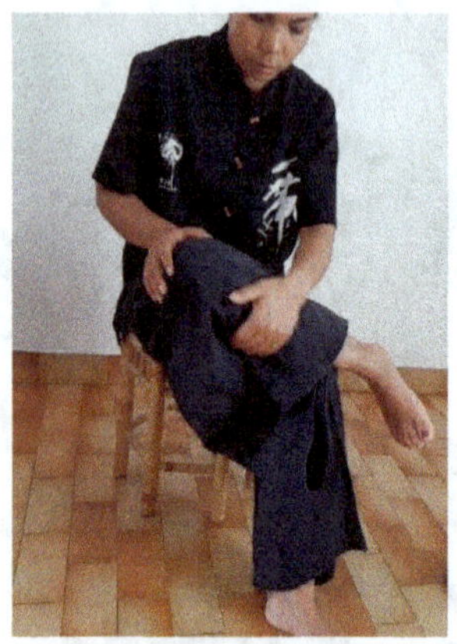

36. Frotter les 3 lignes du pied avec le pouce, du talon vers les orteils.

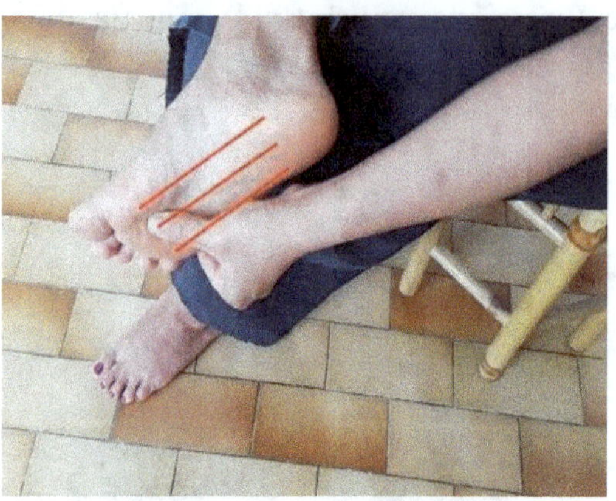

37. Massage du point 1 du rein (pression relâchement du point Yongquan ou « Source bouillonnante ».) Ce point est très important pour le système immunitaire puisqu'il est la porte d'entrée de l'humidité.

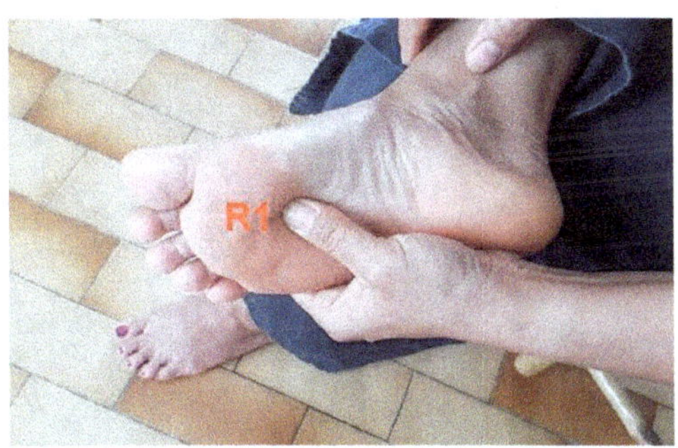

3. Les fondements de la pratique du shiatsu

Le shiatsu est une thérapie dite holistique c'est-à-dire qu'elle repose sur le principe que le corps et l'esprit ne font qu'un et sont unis dans une énergie que l'on appelle le ki. Le mouvement du ki est représenté par le TAO dont les deux courants représentent le Yin et le Yang. Ces deux courants sont indissociables et s'équilibrent.

3.1 le TAO

Le TAO représente l'équilibre qui existe entre les forces qui circulent en toutes choses. Le yang est représenté par un cercle noir, disposé à droite de la figure qui s'élargit en arrivant au pôle inférieur : le yang est un pôle positif.

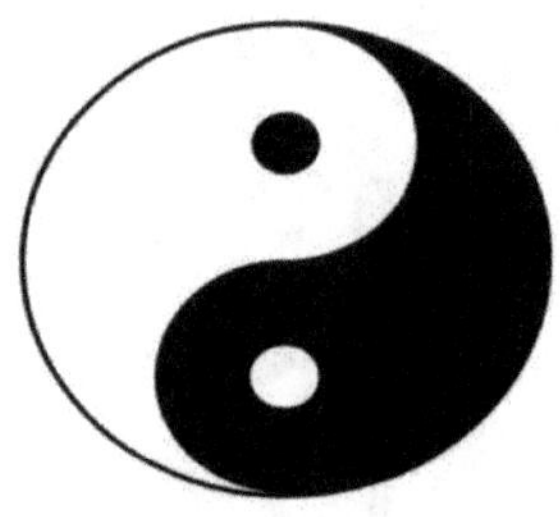

Le yin est représenté par un cercle blanc large disposé à gauche de la figure qui s'élargit en arrivant au pôle supérieur : le yin est un pôle négatif.
L'un n'existe pas sans l'autre et dans chacun on retrouve une petite partie de l'autre. Ainsi le yin commence dans le yang (point blanc) et inversement. Selon les japonais le ki se manifeste dans 5 éléments correspondant à 5 qualités d'énergie : le bois, le feu, la terre, le fer et l'eau que nous présenterons ci-dessous.

3.2 Deux formes d'énergie

Le yin et le yang représentent avant tout deux formes d'énergie.
Le yin est une énergie de dispersion qui va de la terre vers le ciel.
Le yang est une énergie de concentration qui va du ciel vers la terre.

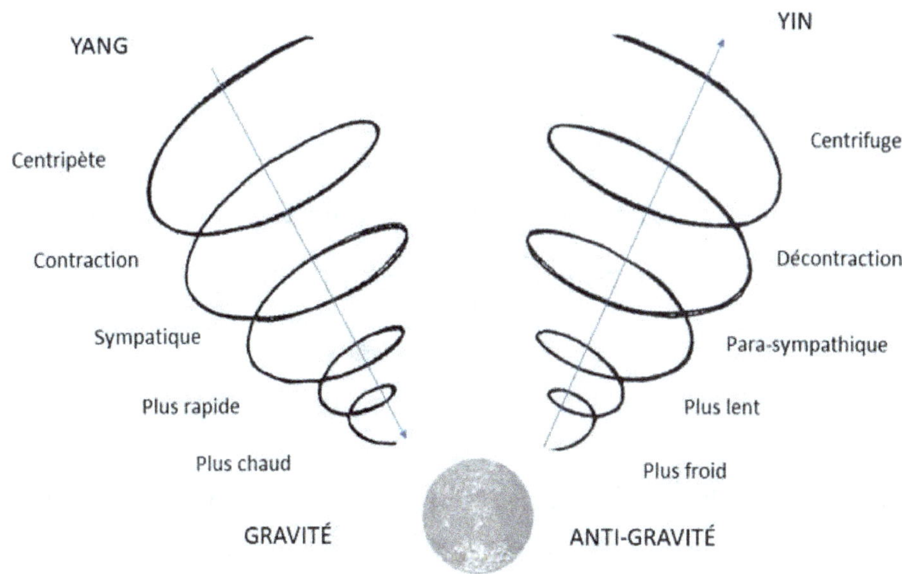

On retrouve le yin et le yang dans chaque chose puisqu'il s'agit d'une synthèse de notre énergie vitale. Voici quelques illustrations à la page suivante.

YIN	YANG
Blanc	Noir
Intérieur	Extérieur
Froid	Chaud
Mince	Epais
Devant	Derrière
Bas	Haut
Sec	Humide
Spirituel	Matériel
Féminin	Masculin
Droite	Gauche

3.3 le ki

L'énergie corporelle globale est régie par le TAO c'est-à-dire l'énergie yang (du ciel vers la Terre) et l'énergie yin (de la Terre vers le ciel).

Nous percevons de la terre, du ciel une énergie « brute » le Jing. Cette énergie est transformée au sein du Champ de Cinabre abdominal en « Qi » puis en « Zheng Qi », une énergie purifiée par le Qigong qui se déverse ensuite dans les méridiens.

L'énergie yang est par nature centripète, c'est une énergie de contraction alors que l'énergie yin est centrifuge, c'est une énergie d'expansion. Chaque animal, végétal, humain, minéral est le fruit de ces deux énergies et il passe par cinq phases distinctes, les cinq transformations ou 5 éléments (les Go-Gyo). Ces 5 éléments suivent un cycle. La phase la plus active du cycle est le Feu qui représente l'énergie du cœur et de l'intestin grêle.

C'est une énergie expansive. Le cycle rejoint ensuite une énergie Terre qui correspond à la rate et à l'estomac c'est une phase de contraction.

Au plus dense de cette phase de contraction se trouve l'élément métal représenté par les poumons et le gros intestin. La quatrième étape du cycle est l'élément eau qui correspond aux reins et à la vésicule biliaire. C'est une énergie de dispersion. Enfin le cycle se termine par l'élément bois énergie d'expansion correspondant au foie et à la vésicule biliaire.

En massage taoïste chaque main est porteuse d'une énergie différente.
La main gauche est Yang. Elle stimule l'énergie (le Qi) et le mouvement de celle-ci. Son action est immédiate. La main droite est Yin et elle mobilise plutôt le sang avec une activité calmante sur un plus long terme.

3.4 les cinq éléments et leurs correspondances

Les anciens Chinois les appelaient « les 5 capacités ». Les 5 éléments, avec le yin et le yang représentent la base de la philosophie traditionnelle chinoise. Le bois, le feu, la terre, le métal et l'eau représentent cinq éléments originels dans la formation de la Terre et dans son équilibre énergétique.

Chaque élément obéit à un cycle circadien et annuel où il connaît une phase énergétique ascendante puis une phase énergétique descendante.
A chaque élément est associé un organe et un viscère, une heure de la journée, une saison de l'année où son énergie est au plus fort ct inversement, un climat qui est favorable à sa montée en énergie, une ou plusieurs émotions, un tissu corporel, un liquide corporel. L'ensemble des informations regroupées dans le tableau ci-dessous est particulièrement pertinent dans l'observation du (de la) receveur(veuse) avant la pratique du shiatsu.

Les 5 éléments et leurs correspondances

Élément	Bois	Feu	Terre	Métal	Eau
Saison	Printemps	Été	Fin de saison	Automne	Hiver
Heures	3h-9h	9h-15h	7h-11h	15h-21h	21h-3h
Goût	Acide	Amer	Sucré	Piquant	Salé
Année de naissance	2 ou 7	3 ou 8	4 ou 9	5 ou 0	1 ou 6
Organe yin	Foie	Cœur Maître Cœur	Rate Pancréas	Poumon	Rein
Viscère Yang	Vésicule biliaire	Intestin Grêle Triple Réchauffeur	Estomac	Gros intestin	Vessie
Climat	Vent	Chaleur	Humidité	Sec	Froid
Émotion	Colère Paix	Joie excessive Angoisse	Ruminations de pensées Nostalgie	Tristesse Anxiété Déprime	Volonté Peur
Tissu corporel	Muscle	Vaisseaux	Mésenchyme	Peau	Os
Liquides	Larmes	Sueur	Salive Lymphe	Sécrétions nasales	Urine

3.5.1. Le cycle d'engendrement (cycle Scheng)

Idéalement une énergie entraîne l'autre. Il s'agit d'un cycle Shen (cycle créatif). On dit que le feu (cœur) crée la terre (rate), que la terre engendre le métal (poumon), que le métal enrichi l'eau (rein) , que l'eau nourrit le bois (bois) et que le bois nourrit le feu.

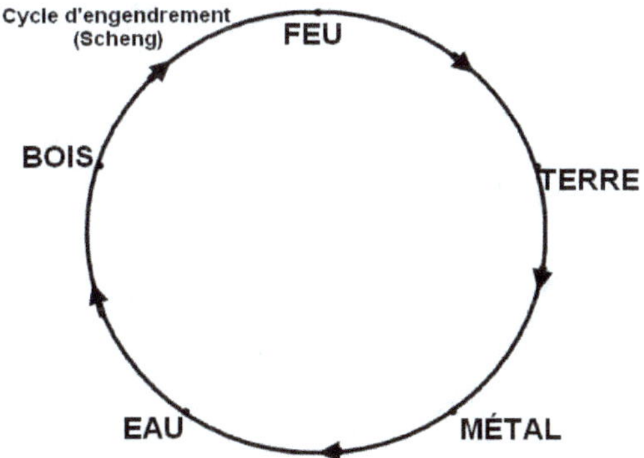

3.5.2. Le cycle de prépondérance (cycle Ko)

Toutefois si un élément devient excessif sur le plan énergétique, alors il nuit à l'énergie de l'élément qui lui est opposé. Ainsi un feu excessif peut-il compromettre le bon fonctionnement de l'énergie de l'élément métal.
Il s'agit d'un cycle Ko (cycle de prépondérance).

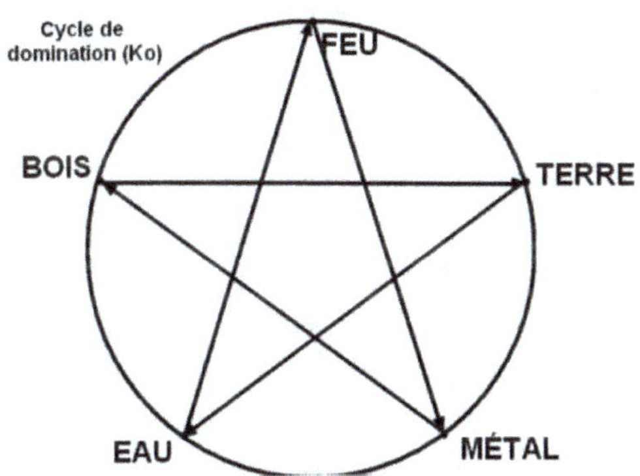

3.5.3. le cycle d'oppression (cycle Cheng)

Ce cycle peut être davantage perturbé. Ainsi, si l'on suit le schéma, on peut voir que le feu (cœur) qui est particulièrement actif l'été et « intensifié par la chaleur » peut dominer le métal (poumon) dans un cycle Cheng. Et dans cette même situation le métal(poumon) va moins bien alimenter l'eau (rein) et il peut en résulter une très grande fatigue.

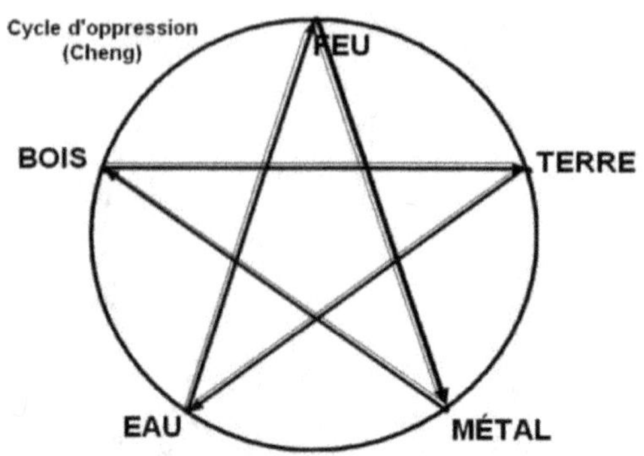

3.5.4. Le cycle d'outrage (cycle Wu)

Dans une situation extrême l'élément oppressé peut se retourner contre son oppresseur. C'est le cas du cycle Wu qui est l'inverse du cycle Cheng.

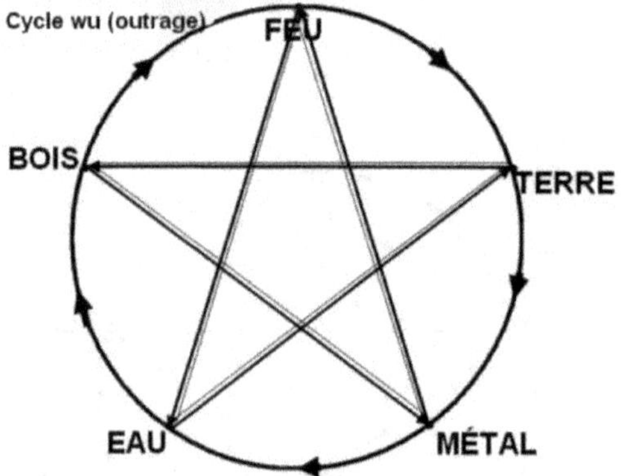

En médecine chinoise, notre corps est recouvert de 360 points qui se répartissent en 12 trajets que l'on appelle méridiens. Chaque méridien commence à l'extrémité d'un doigt à l'exception de deux d'entre eux, dits « méridiens particuliers ou vaisseaux merveilleux » : le vaisseau gouverneur et le vaisseau conception.

Il existe 5 méridiens yang : estomac, intestin grêle, vésicule biliaire, gros intestin et triple réchauffeur.
Et 5 méridiens yin : rate, cœur, maître du cœur, foie, poumon et rein.

3.6.1. Deux vaisseaux merveilleux

Le vaisseau conception est un des deux vaisseaux merveilleux de notre corps . Il commence au niveau du périnée, passe par le centre de notre nombril et se termine dans la cavité buccale inférieure. Il a un rôle majeur dans la prise en charge des méridiens yin et dans la régulation du système uro-génital. Il joue un rôle très important dans la distribution des fluides corporels. Il stocke le sang et l'essence(Jing) en proportion différente selon les sexes. La plus grande présence de Jing chez l'homme explique l'apparition de la pilosité notamment.

Le vaisseau gouverneur est un autre vaisseau merveilleux de notre corps. Son premier point est entre la pointe du coccyx et l'anus. Il circule le long de la ligne médiane du dos, qui est une zone où circulent tous les méridiens yang (à l'exception de l'estomac qui est situé sur l'avant du corps) et prend fin au niveau de la cavité buccale supérieure. Il peut être travaillé pour contrôler la perte de chaleur corporelle et accroître la montée du Qi protecteur (appelé aussi « Qi Gardien ») qui permettra au corps de se prémunir contre la maladie. Il nourrit particulièrement les reins, le périnée, le cou et la tête.

3.6.2. Les méridiens de l'élément Feu

<u>Le Cœur (Yin) gouverne</u> le sang et la circulation et abrite l'esprit c'est-à-dire les activités mentales, les émotions, la conscience. Il contrôle l'intelligence.

<u>Le Maître du Cœur(Yin) protège</u> le cœur et joue un rôle dans le domaine relationnel et social.

<u>Le Triple Réchauffeur(Yang)</u> est chargé de maintenir l'équilibre énergétique des trois foyers du corps, le réchauffeur supérieur (fonction respiratoire et captation du Jing), le réchauffeur moyen (digestion et transport des aliments) et réchauffeur inférieur (Tri du pur de l'impur et élimination)

<u>L'Intestin Grêle (Yang)</u> contrôle la réception et la transformation des aliments et influe sur la clarté de l'esprit et les rêves.

3.6.3. Les méridiens de l'élément Terre

<u>La Rate(Yin) extrait</u> le Qi des aliments et se charge de son transport.
Elle régule la circulation sanguine. Elle abrite la Pensée (réflexion, concentration et mémorisation.)

<u>L'Estomac(Yang)</u> prépare la nourriture (pourrissement) afin que la Rate puisse en extraire le Qi. Il contrôle la descente de la nourriture vers l'Intestin grêle. Il influe sur l'aspect mental. Un méridien estomac tonique est souvent signe de bonne santé.

3.6.4. Le méridiens de l'élément Métal

<u>Le Poumon (Yin)</u> gouverne le Qi et la respiration. Il contrôle la peau et contrôle la diffusion du Qi vers le Rein. Il contrôle la diffusion des eaux dans l'organisme. Il joue un rôle essentiel dans l'intensité des sentiments, des sensations et notre capacité à utiliser notre instinct (Il abrite l'âme corporelle).

<u>Le Gros intestin(Yang)</u> continue le travail de l'intestin grêle et conduit les déchets alimentaires vers l'extérieur. Il joue un rôle essentiel dans le lâcher-prise.

Les méridiens de l'élément Bois

<u>Le Foie(Yin)</u> est surnommé l'Empereur car son disfonctionnement peut à lui seul bloquer le bon fonctionnement du corps. Il stocke le Sang et assure la libre circulation du Qi. Il abrite l'âme éthérée qui est la partie yang de l'âme. Selon son état énergétique il provoque colère et irritabilité ou esprit de création et décision. Il s'ouvre aux yeux, aux ongles et aux tendons.

<u>La Vésicule Biliaire(Yang)</u> stocke et libère la bile au fur et à mesure de la digestion, contrôle la capacité à prendre des décisions. Elle travaille beaucoup avec le Foie sur le plan physiologique ou psychologique. Elle influe sur les rêves.

Les méridiens de l'élément Eau

<u>Le Rein (Yin)</u> stocke l'Essence (essence du Ciel Antérieur et Essence du Ciel Postérieur). Il gouverne les différentes phases de la vie (naissance, croissance, reproduction). Il produit la Moëlle et remplit le cerveau (Moëlle épinière). Il s'ouvre aux oreilles et dans les cheveux et abrite la volonté.

<u>La Vessie (Yang)</u> expulse l'eau et joue un rôle important car c'est le méridien le plus long du corps. Il a un rôle essentiel au niveau du système nerveux du fait qu'il suit le rachis dorsal et rencontre les nerfs rachidiens. C'est sur ce méridien que l'on trouve les points shu (Points de diagnostic).

L'énergie se déplace de façon cyclique à l'intérieur des méridiens. Chaque méridien connaît une montée en puissance, un créneau de la journée où il est à son plus haut niveau puis cette énergie décroit. A la lecture du schéma ci-dessous, on comprend mieux pourquoi notre organisme digère plus facilement un petit déjeuner copieux (L'estomac est à son plus haut point sur le plan énergétique entre 7 et 9 heures.) qu'un dîner festif (Il est à son plus bas niveau 12 heures après, de 19 à 21h).

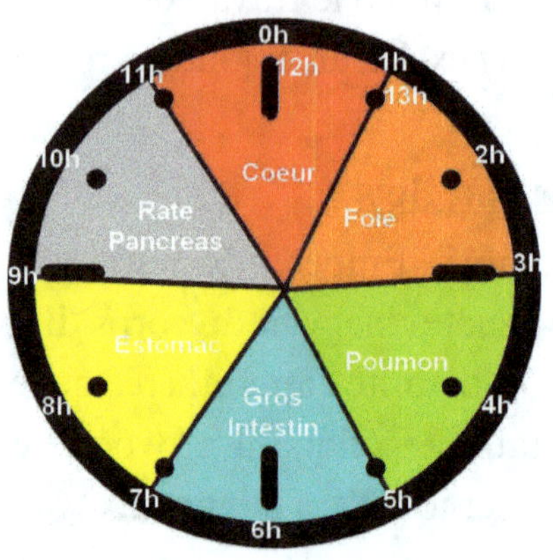

Circulation énergétique dans les méridiens de 0h à 12h

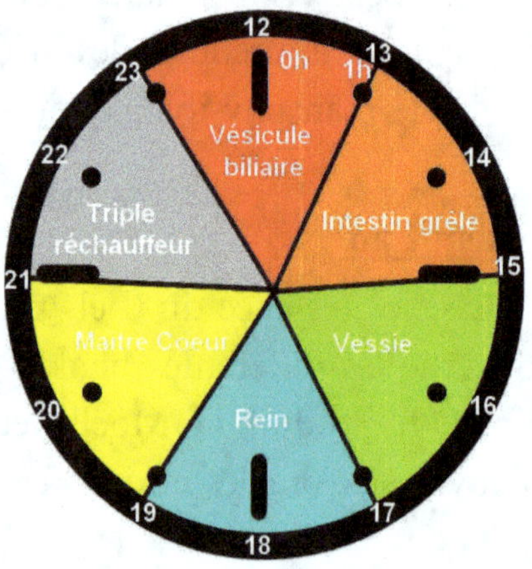

Circulation énergétique dans les méridiens de 13h à 0h

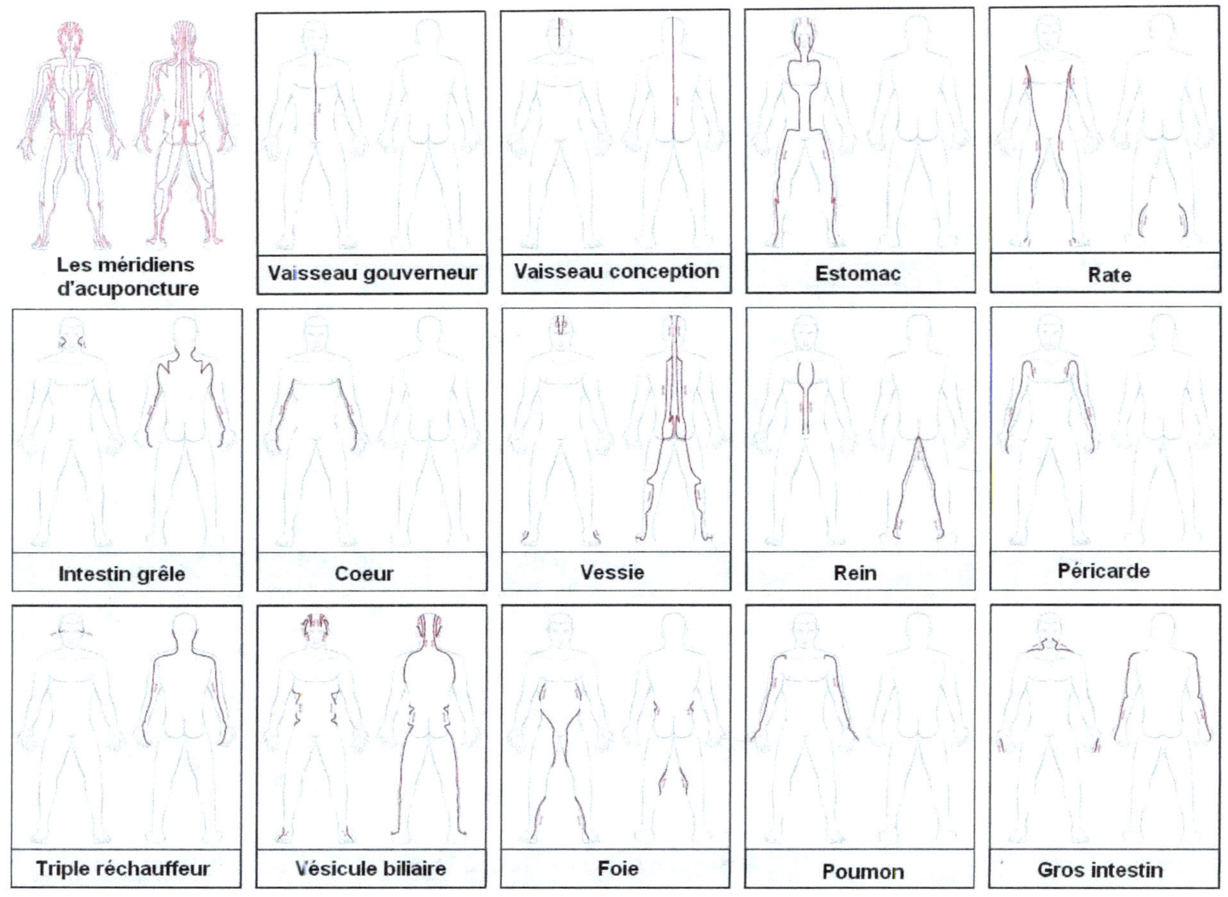

Crédit Photo : Peter Hermes Furian/IStock/n° 51085418

Les zones de réflexologie plantaire

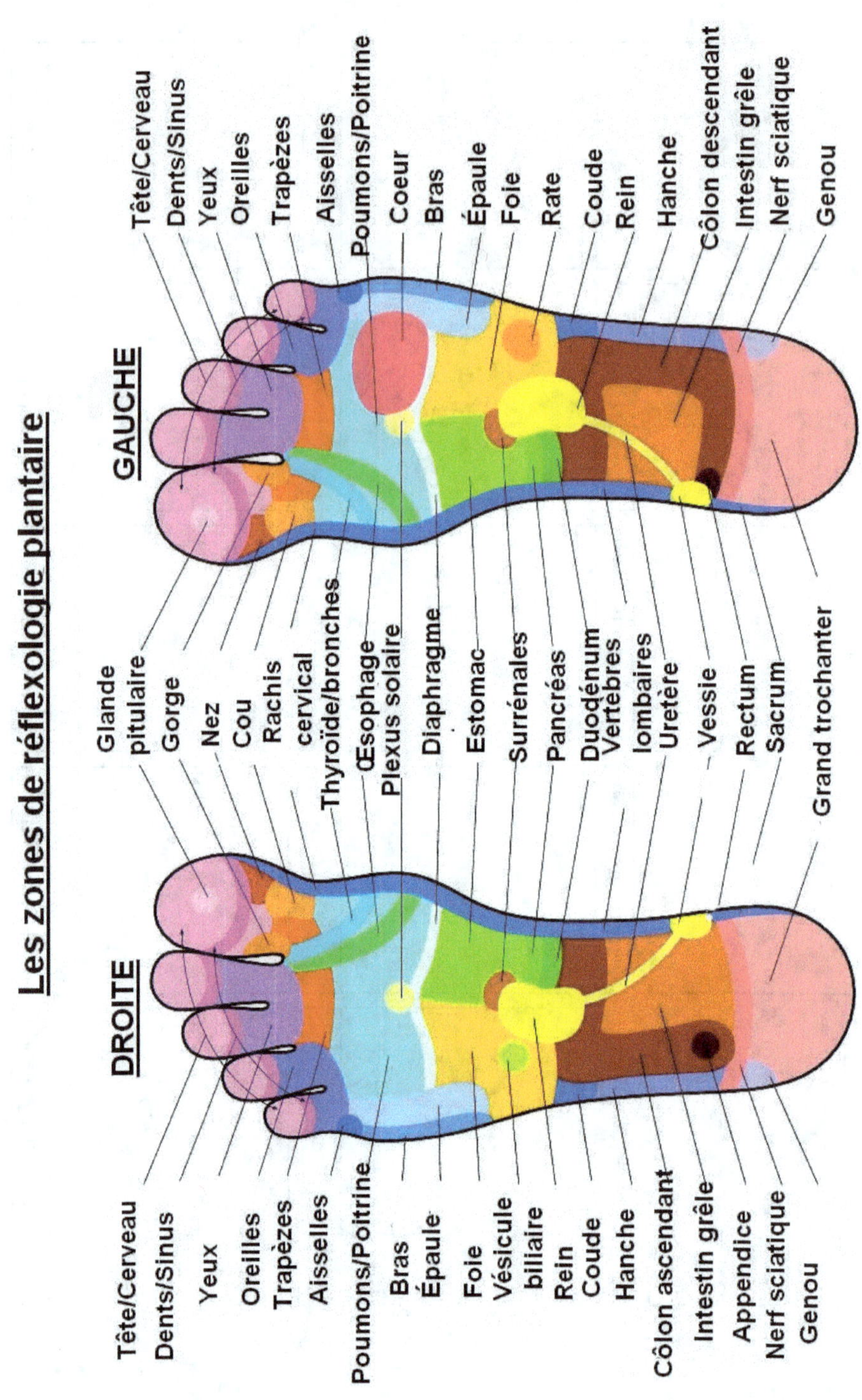

Crédit photo :Peter Hermes Furian/IStock/n° 494563867

Les zones de réflexologie palmaire

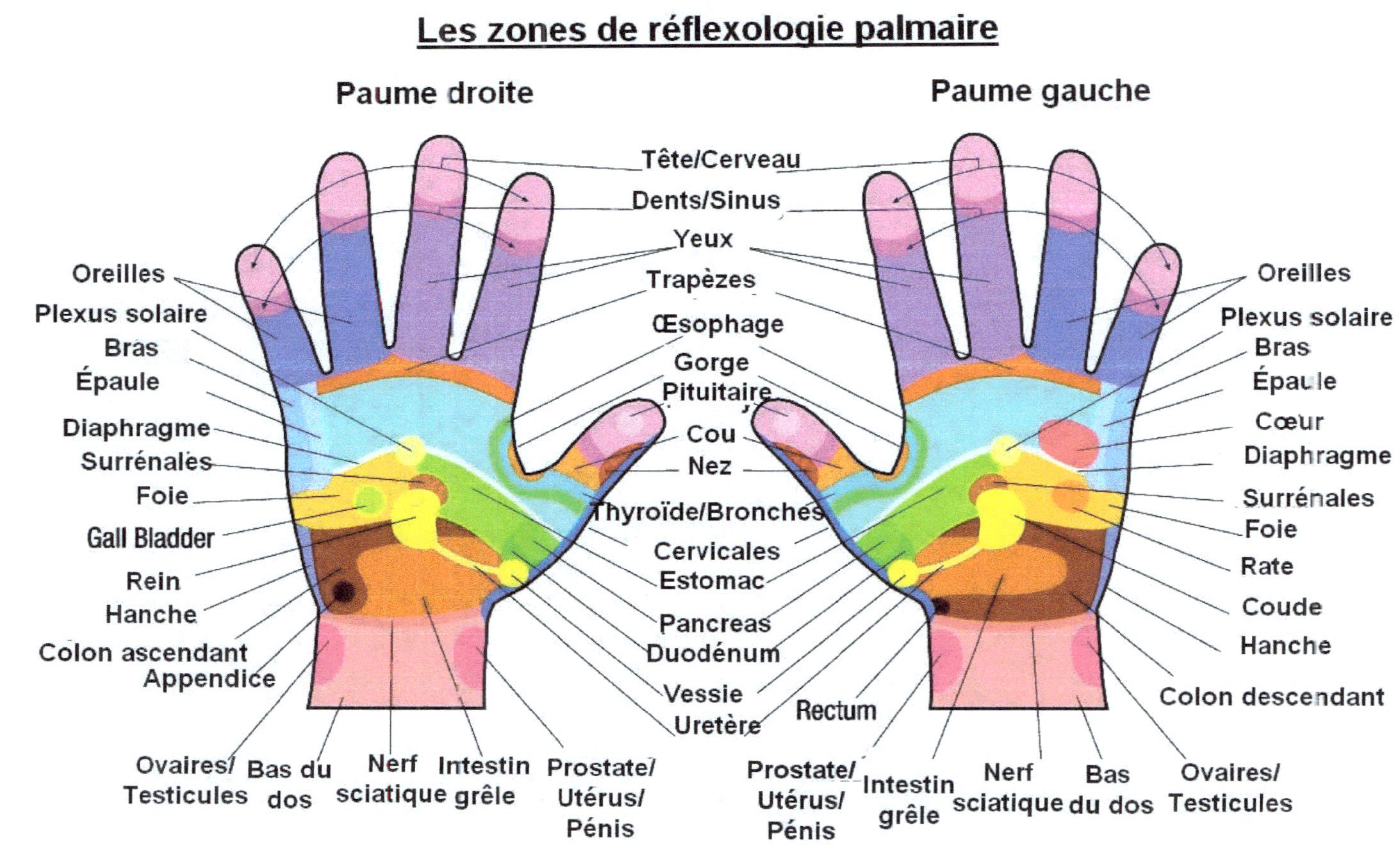

Crédit photo :Peter Hermes Furian/IStock/n° 501133957

1. Mise en condition

Il est important de se préparer à la pratique du shiatsu afin que celui-ci puisse se dérouler dans des conditions optimales pour le shiatsuki comme pour le receveur.

Le fait de manger peu ou légèrement avant un shiatsu permettra de **concentrer l'énergie** du système nerveux sur l'activité (et non sur la digestion) et permettra d'accroître la sensibilité aux vibrations.

En cas de « petit creux », une légère collation (fruits, légumes, barre de céréales…) permettra de rester centré sur le massage sans risque de surcharge de l'estomac.

Il est important d'être centré sur le receveur. Cela permettra d'établir un rapport de telle sorte que toute pensée parasite ne viendra pas perturber la circulation énergétique et permettra de se laisser guider par le hara. Pour se mettre en conditions, il existe de nombreuses disciplines à commencer par la pratique du do-in (auto-shiatsu) mais également la méditation, la cohérence cardiaque, le yoga, le Chi Gong etc.

Il est nécessaire d'éviter d'utiliser la force. Obliger le corps à se détendre aboutira à l'effet inverse. La circulation de l'énergie ne se fera que si la personne est détendue.

Il est important de rassurer le receveur en l'invitant à vous dire si la pression que vous appliquez, lui convient.

Dans la majorité des cas, la pratique du shiatsu utilise les deux mains.
Une main sert de main de soutien. Elle reste fixe. L'autre main, dite « main active », effectue les pressions.

2. Le rôle de la respiration et des pressions.

 Le mode de respiration le plus conseillé est aussi le plus naturel puisqu'il s'agit de la respiration naturelle abdominale. Elle présente de nombreux avantages dont celui de masser naturellement les organes internes : estomac, intestins, foie, vésicule biliaire, reins et vessie. Elle peut faciliter la relaxation mais également la digestion et l'élimination.

Bien que naturelle, cette forme de respiration, n'est pas obtenue facilement par nous. Ainsi, l'inspiration et l'expiration doivent impliquer le bas-ventre c'est-à-dire que lorsque les poumons se gonflent à l'inspiration, l'abdomen devient plus volumineux. Inversement à l'expiration, lorsque les poumons se vident l'abdomen, à son tour, perd du volume.

La respiration naturelle n'est ni forcée ni excessive.

Lors de vos premières pratiques conscientes de la respiration abdominale, il est conseillé de s'allonger sur le dos et tête au sol (pas d'oreiller).

Frotter ensuite vos mains pour les chauffer puis déposez-les sur votre ventre de part et d'autre de votre nombril.

Commencez par expirer doucement et laisser une dépression se former au niveau de votre nombril. Les mains accompagnent le mouvement du ventre.

Inspirer lentement et laisser votre ventre se gonfler. Vous pouvez visualiser l'entrée du Qi à l'intérieur de votre corps une substance vitalisante qui descend à l'intérieur de vous-mêmes et se diffuse en rayonnant à l'intérieur de votre corps.

Cet exercice est une base de préparation pour de nombreuses pratiques de massages et de séances d'arts martiaux.

<u>Les différents types de pressions (doigts, mains, coudes...)</u>

<u>Pressions avec le pouce</u>

Le pouce est le doigt le plus utilisé dans la pratique du shiatsu en raison de sa partie charnue mais aussi parce qu'il n'a que deux phalanges ce qui lui donne plus de tonicité dans la pression. La pression sera appliquée avec un seul pouce par rapport à un point bien précis. Elle pourra être appliquée avec les deux pouces notamment dans le cas de points situés de part et d'autre de la colonne vertébrale par exemple (cas des points shu, très importants pour un diagnostic, abordés plus loin). Enfin pour des zones du corps particulièrement charnues (mains et pieds), il sera possible d'effectuer une pression pouce sur pouce.)

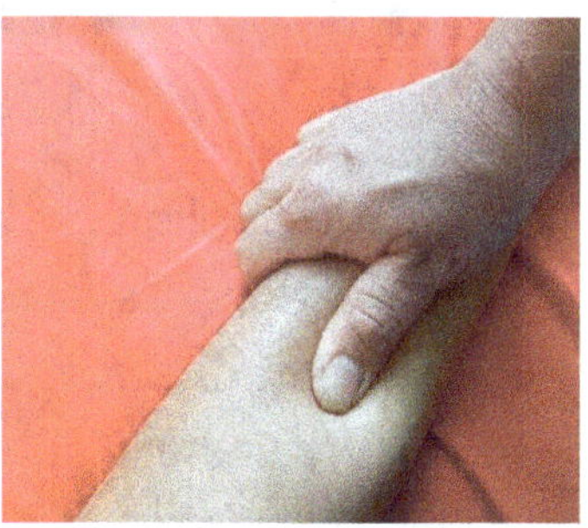

<u>Pressions avec deux doigts</u>

Dans certains cas, notamment pour des points situés sur le crâne, on effectuera des pressions avec deux doigts, en positionnant le majeur sur l'index.

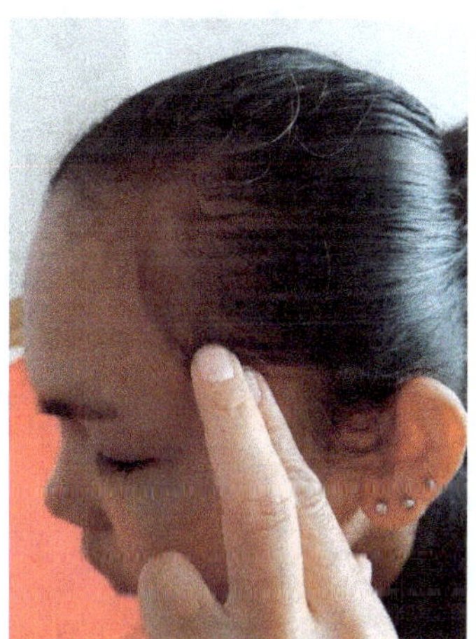

Pressions avec 4 doigts

Pour des muscles larges, tels que les trapèzes, on formera une pince avec le pouce et les quatre doigts pour couvrir complètement la zone massée.

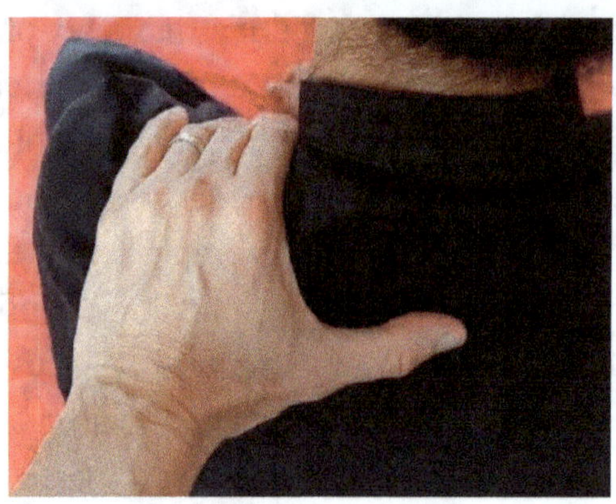

Pressions avec les paumes

Les 5 doigts sont alors joints et on applique la pression avec une seule main. Il est également possible d'effectuer des pressions avec deux paumes, disposées l'une sur l'autre dans la même direction ou à angle droit.

Enfin, il est possible de joindre les mains par un croisement des doigts ce qui permet de créer une pince plus large pour travailler notamment sur les jambes.

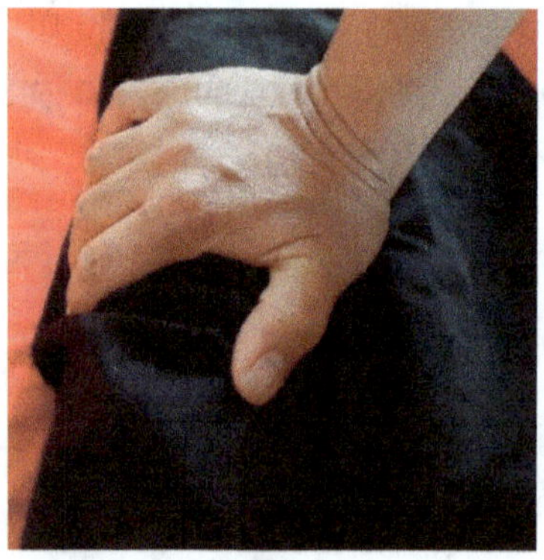

Pressions bras/ coude

Le bras peut être utilisé pour effectuer des roulements sur des zones assez larges telles que la face interne des jambes.

Selon les écoles le coude est mentionné. Il est à utiliser avec mesure car son articulation est saillante.

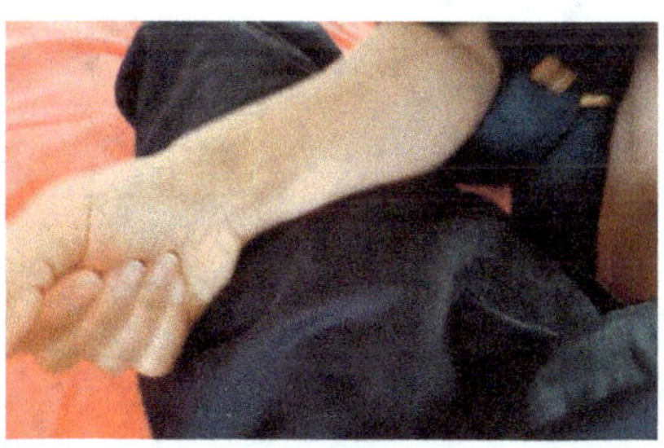

Les différentes intensités de pressions

La pression la plus utilisée (Nous l'appellerons pression « standard ».) est effectuée de façon ininterrompue sur un point pendant 5 à 7 secondes.

Celle-ci peut être appliquée de façon monophase (une seule pression) ou biphase (pression-interruption sans enlever le doigt) voire triphase.

La pression fluide est une pression que l'on va effectuer le long du méridien en la répétant tout en suivant le tracé de celui-ci.

La pression vibratoire est appliquée soit avec 3 doigts soit avec la paume pendant 5 à 10 secondes. Pendant cette durée la main du thérapeute va vibrer.

En bref :

Le shiatsu est un message appuyé ce qui le rend très efficace et très agréable sur le plan de la circulation énergétique. Néanmoins chaque patient a un ressenti personnel de l'intensité de la pression qui doit rester agréable. Le thérapeute doit ainsi s'adapter à chaque receveur.

3. Le shiatsu du dos (points shu)

1. Pour recevoir le shiatsu du dos le(la) receveur(euse) est allongé(e) sur le ventre, paumes de mains vers le ciel, tête à droite ou à gauche (changement possible pendant le protocole)

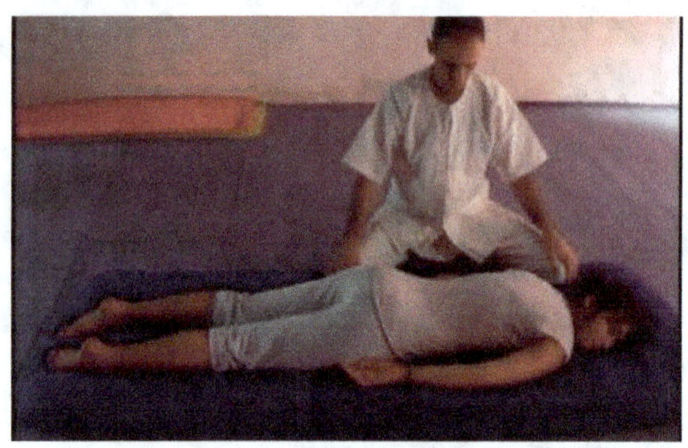

2. Le donneur est en seiza sur le côté gauche de la patiente. Respirer quelques instants.

Frotter ses mains pour les réchauffer.

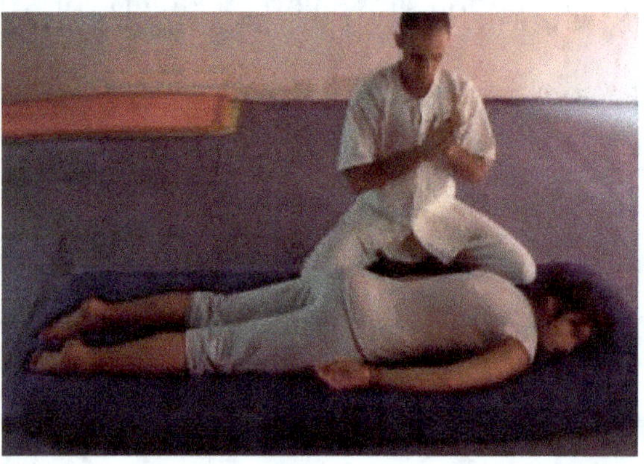

3. Laisser les mains descendre doucement sur le corps (feuille morte), la main gauche au niveau de la ligne supérieure des omoplates et la main droite au niveau du bassin.

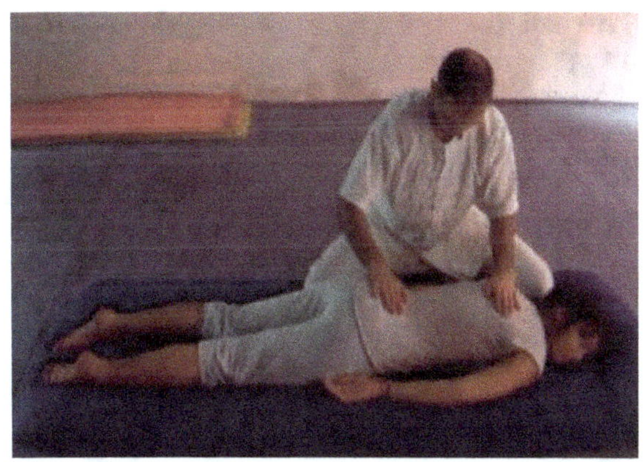

4. Suivre la respiration du receveur.

Après quelques instants la main de travail (main droite) effectue 4 à 5 pressions jusqu'à rejoindre la main de contact (main gauche).

Adapter le nombre de pressions en fonction de la taille du receveur.

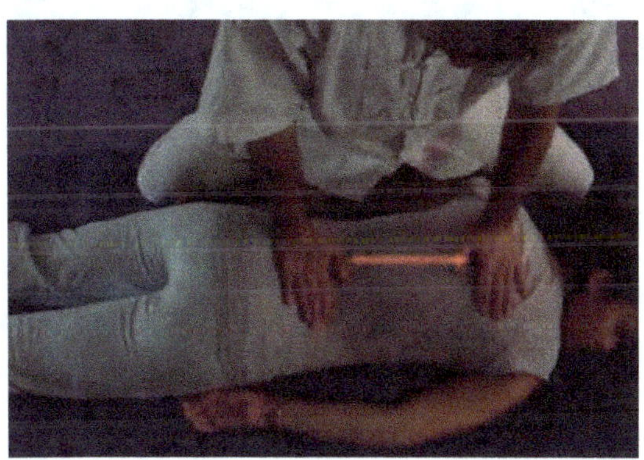

5. La main gauche devient main de pression et la main droite main de contact. La main de pression effectue 4 à 5 pressions et rejoint la main de contact.

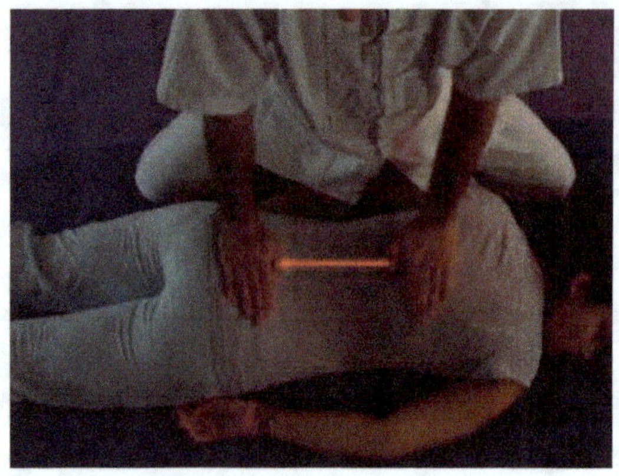

6. Les deux mains viennent se chevaucher.

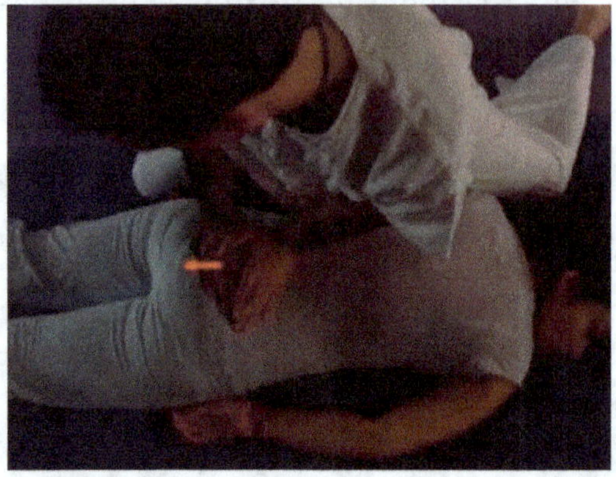

7. Effectuer une pression des deux mains dans la direction des pieds du receveur.

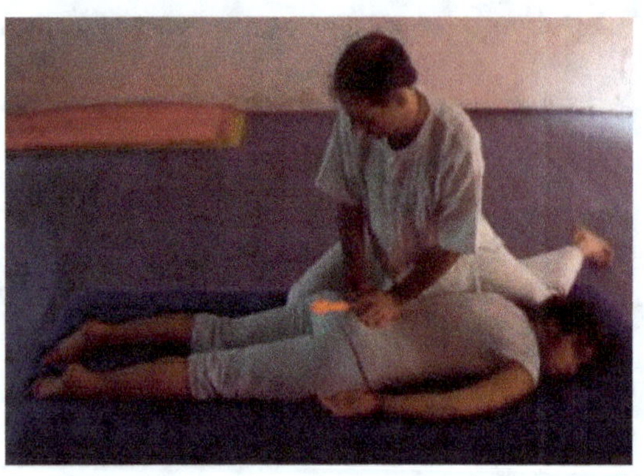

8. A partir de la troisième vertèbre dorsale, glisser le pouce de la main droite dans la gouttière paravertébrale opposée. Appuyer sur le pouce de la main droite avec la main gauche.

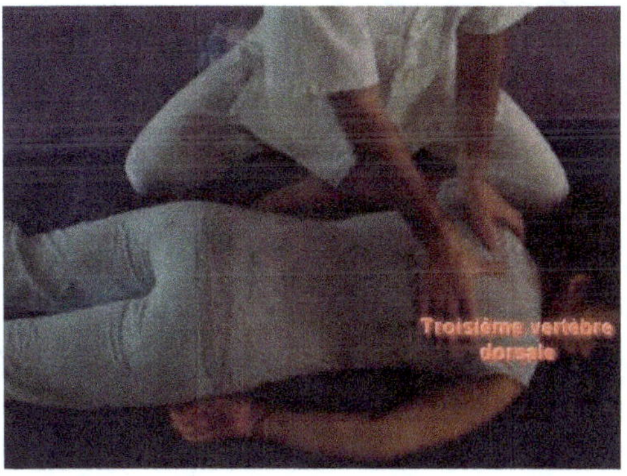

9. Effectuer 3 pressions successives en descendant de la longueur d'un pouce.

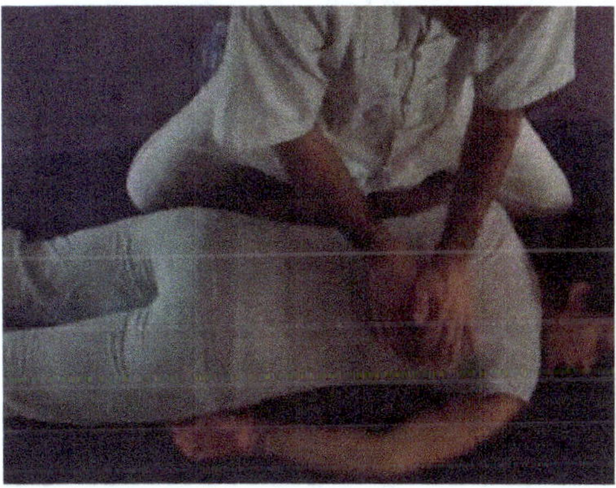

10. Inverser ensuite les deux mains et glisser le pouce de la main gauche dans la gouttière paravertébrale opposée. Effectuer deux pressions.

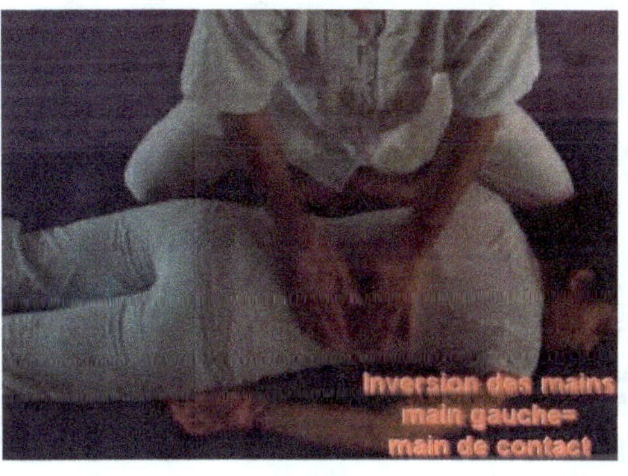

11. Effectuer les mêmes pressions dans la gouttière paravertébrale gauche.

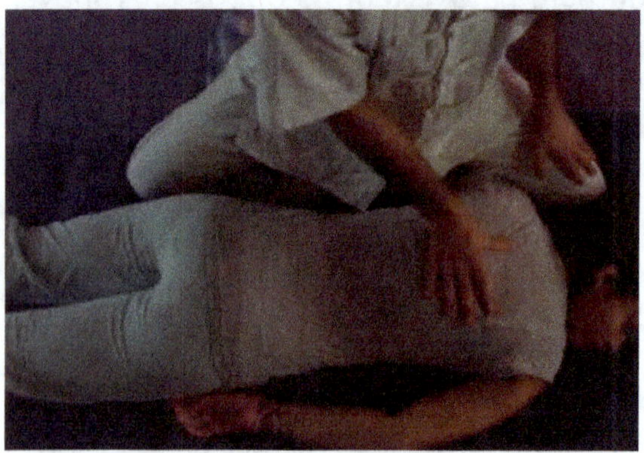

12. Joindre les deux mains sur l'os du bassin et effectuer une pression en direction des pieds.

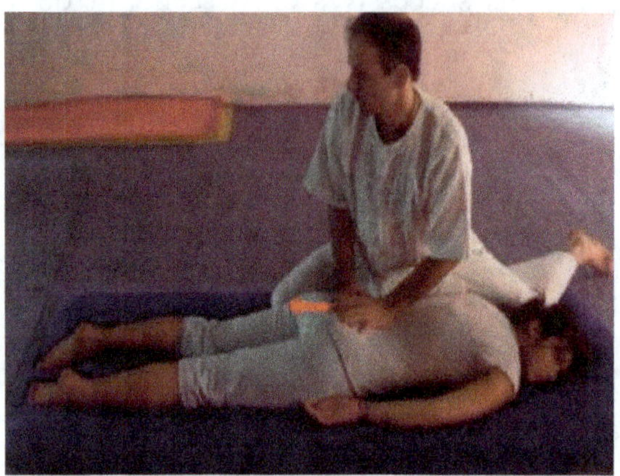

13. La main droite englobe le bas des côtes et la main gauche la crête iliaque. Effectuer une bascule vers l'avant afin d'étirer le bas du corps.

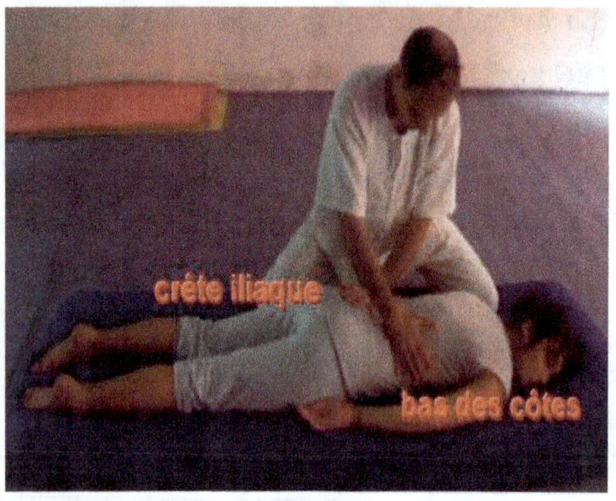

14. Effectuer le même étirement en inversant la position des deux mains.

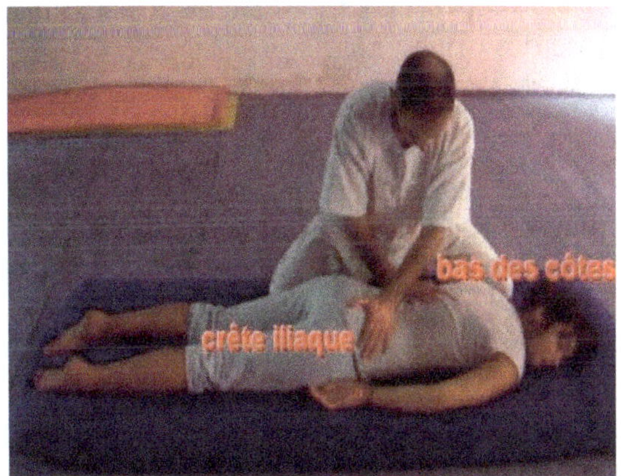

15. Effectuer un étirement central. La main droite se positionne à la hauteur de la troisième vertèbre dorsale et la main droite prend appui sur la crête iliaque.

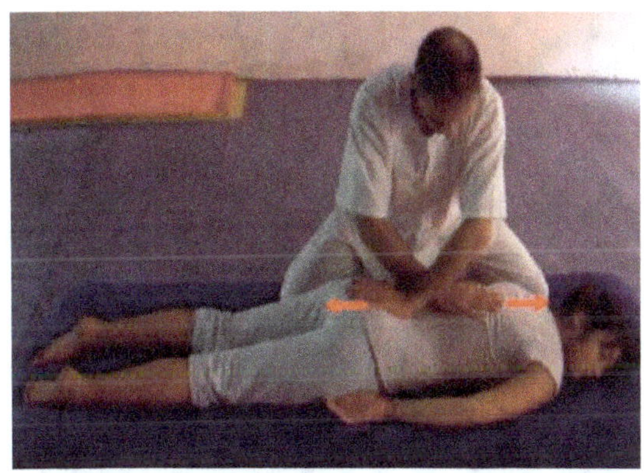

16. Le donneur se positionne parallèlement au receveur.

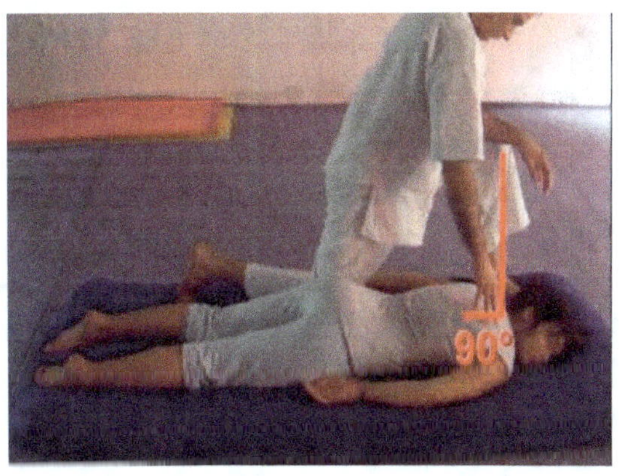

17. Localiser la troisième vertèbre dorsale en passant le bras du receveur dans le dos ce qui fait ressortir l'omoplate. La troisième vertèbre dorsale est au bout de la ligne des omoplates.

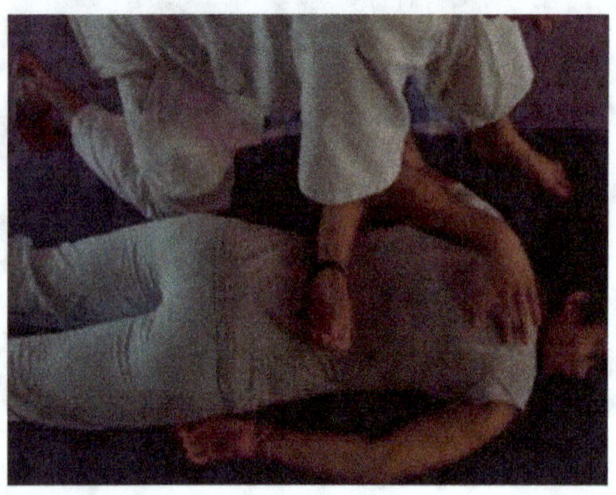

18. Effectuer une pression en disposant les pouces des deux mains dans les gouttières paravertébrales.

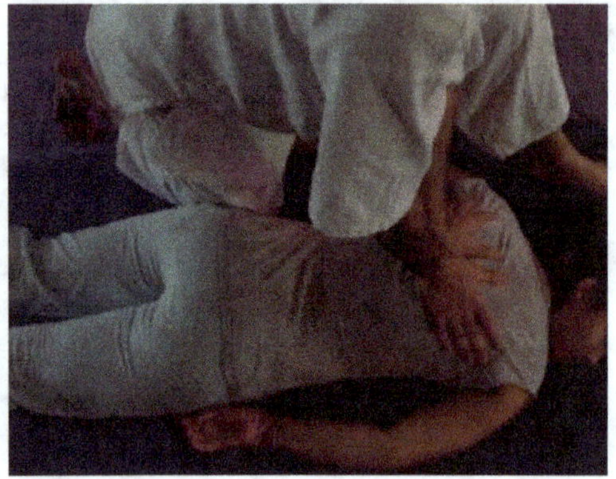

19. Descendre jusqu'à la crête iliaque.

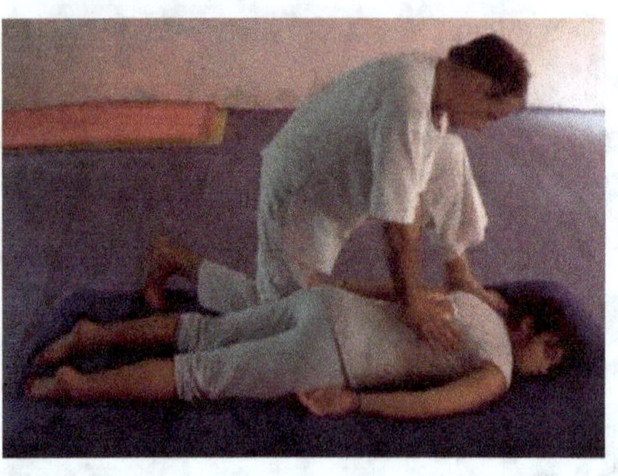

20. Effectuer une pression sur la crête iliaque en direction des pieds.

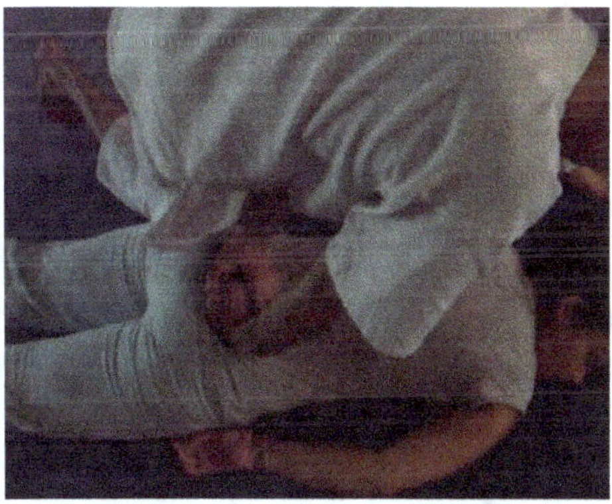

21. Positionner les pouces au niveau de la troisième vertèbre dorsale (que l'on repère en suivant la ligne des omoplates)

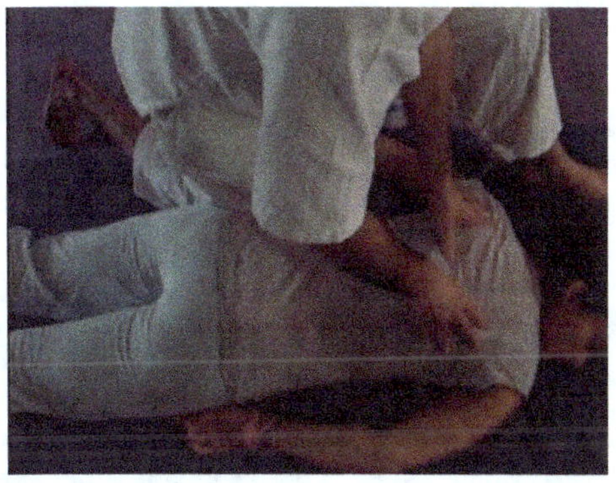

22. Descendre jusqu'à la crête iliaque.

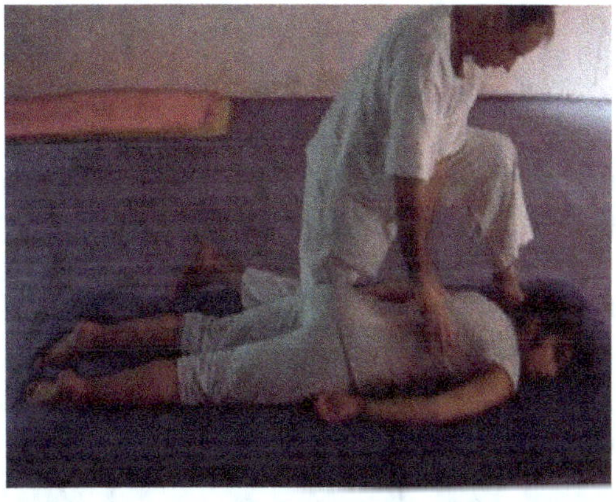

23. Effectuer 3 pressions rotatives avec les mains. Une première fois le long de la colonne vertébrale.

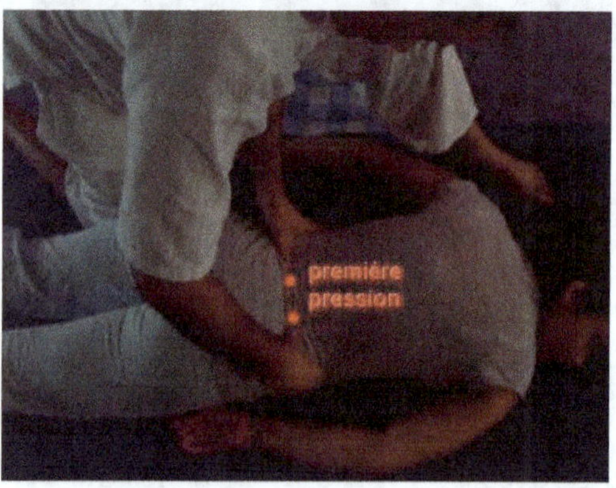

24. Décaler les mains d'un empan de 3 doigts environ. Effectuer de nouveau trois pressions rotatives.

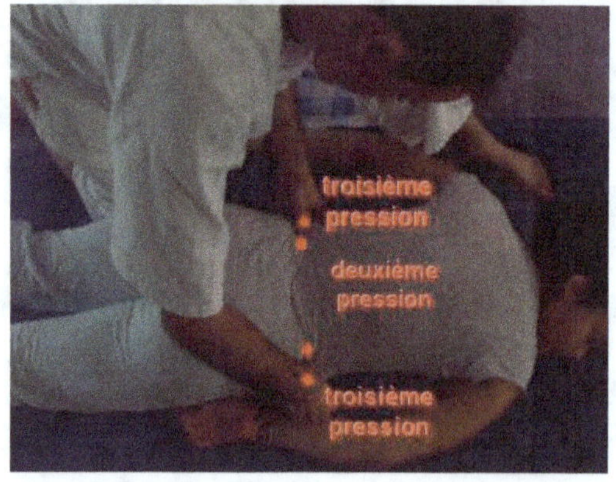

25. Positionner enfin les mains au niveau de la taille et effectuer 3 pressions rotatives.

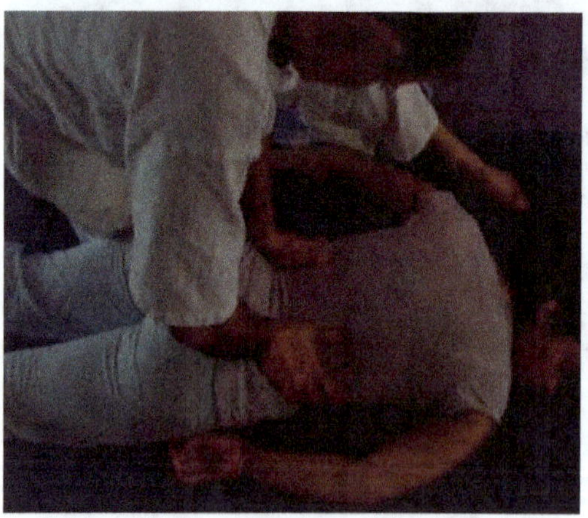

26. Venez vous positionner en seiza à la tête du receveur et frotter vos mains pour les réchauffer.

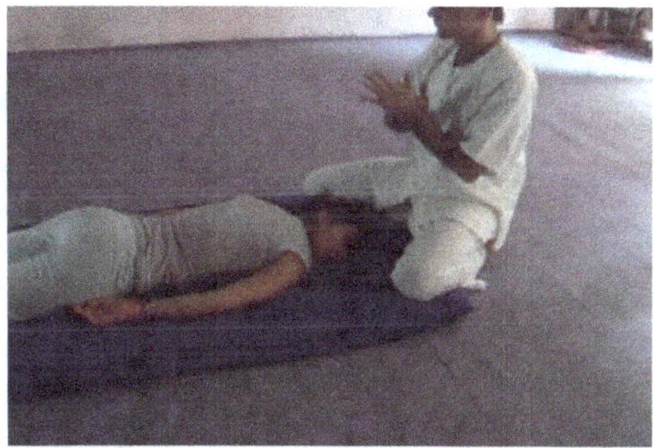

27. Localiser la première vertèbre dorsale, la plus saillante et effectuer une première pression avec le dos.

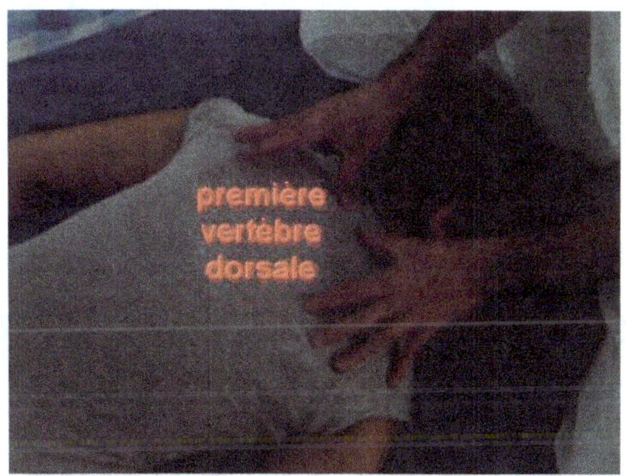

28. Effectuer deux autres pressions en remontant le long de la ligne du dos.

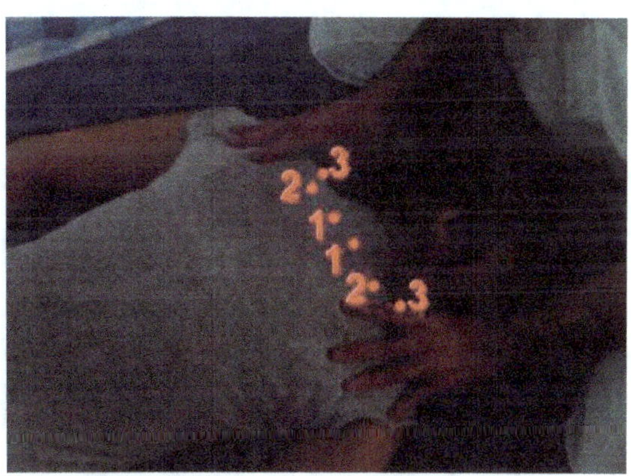

29. Venez positionner la main gauche sur le bassin et la main droite sur le haut du dos. Effectuer une bascule vers l'avant pour provoquer l'étirement.

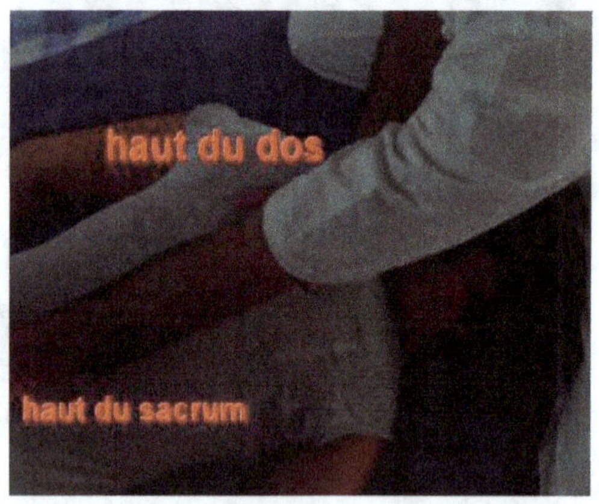

30. Effectuer un essuyage du corps en remontant vers le haut. Descendre le long des mains et remonter jusqu'à la tête.

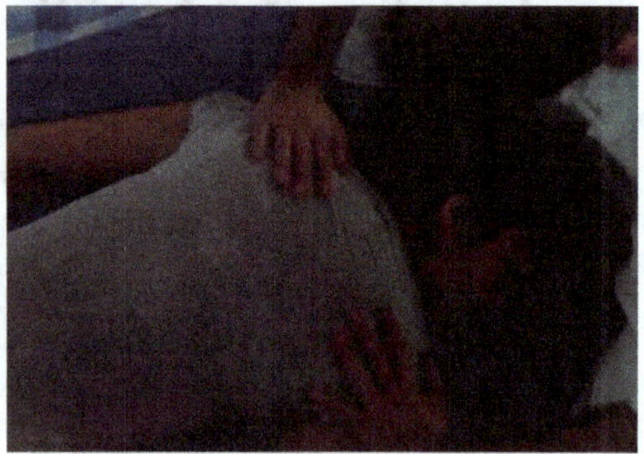

31. Effectuer une ultime pression avec la paume de la main sur le haut du crâne.

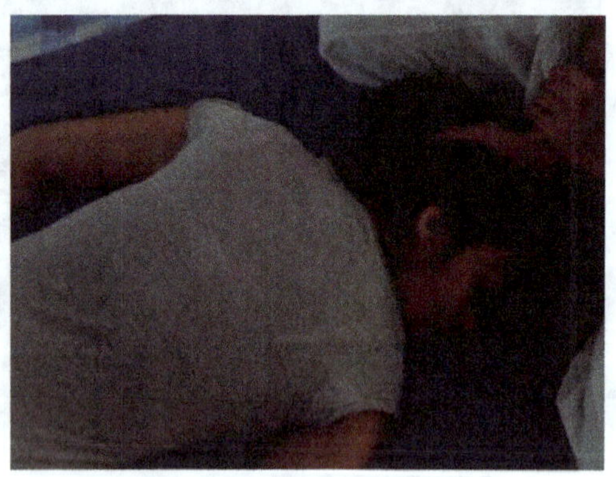

32. Rester quelques instants en seiza au sommet du crâne. Respirer calmement.

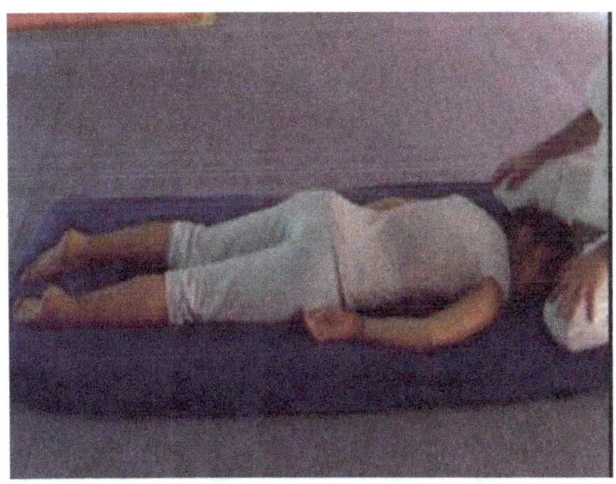

4. Points shu et zones réflexes

Les points shu sont des points réflexes de chaque méridien. Ils sont un indicateur de l'état énergétique de chaque méridien. Si l'on ressent une tonicité à la pression cela signifie que le méridien a un bon équilibre énergétique. Si le point n'offre aucune résistance, il s'agit d'un manque énergétique (cycle kyo). Si au contraire il est douloureux à la pression, cela signifie qu'il est en excès et si celui-ci est douloureux sans même avoir été touché, cela signifie que l'organe est en disfonctionnement.

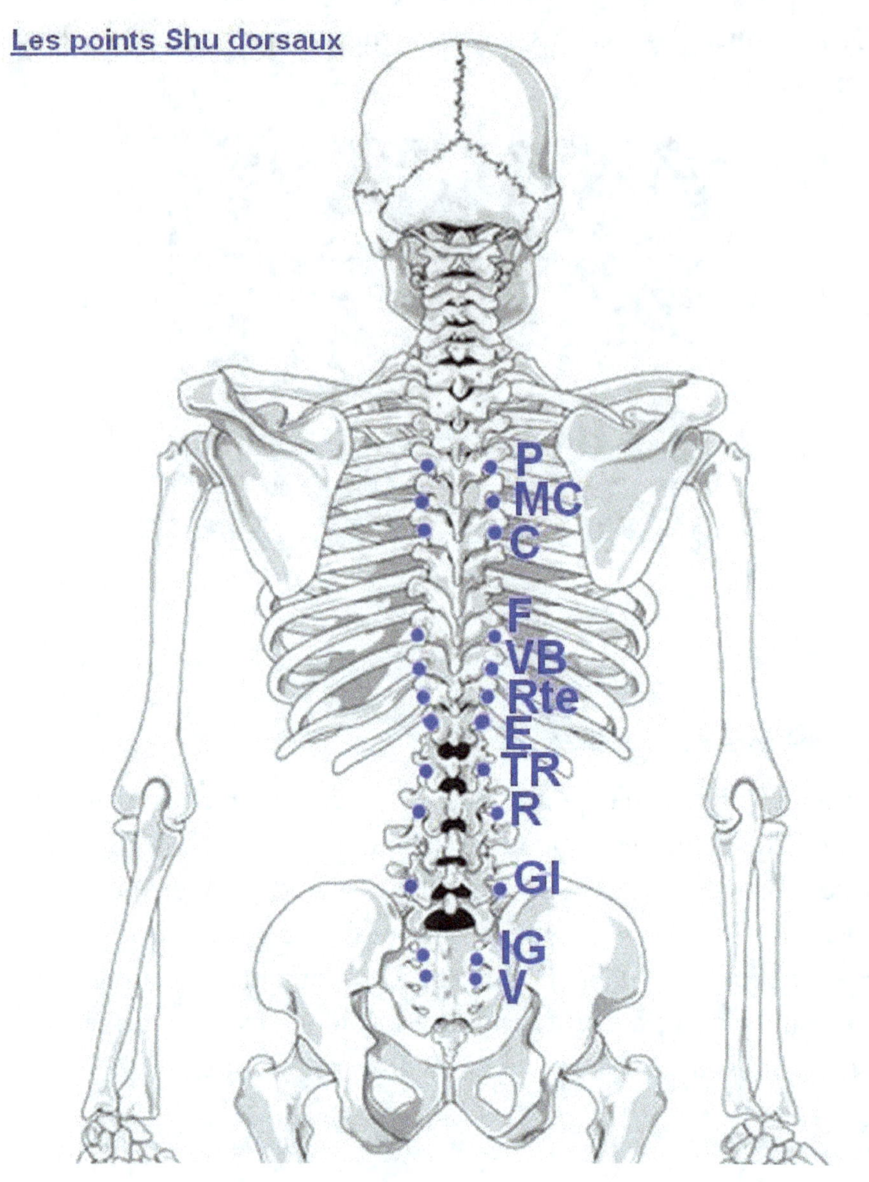

By LadyofHats Mariana Ruiz Villarreal - made it myself, Public Domain, https://commons.wikimedia.org/w/index.php?curid=2811038

Il est également possible que le receveur ressente une gêne sur une zone du corps. On pourra prendre appui sur les zones réflexes du dos ou sur les zones réflexes du ventre pour identifier les faiblesses ou excès énergétiques du corps.

Les zones réflexes du dos

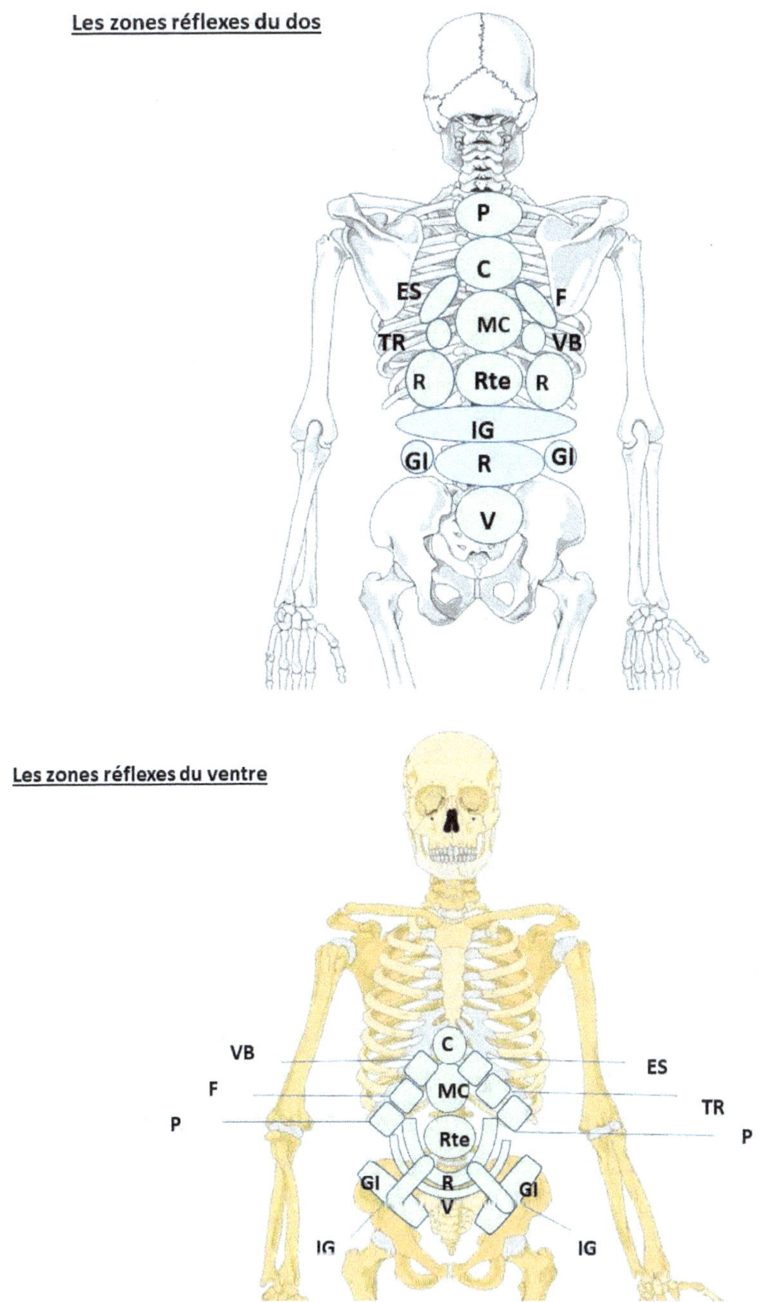

En shiatsu, avant de pratiquer, il est possible de prendre de nombreuses informations sur l'état énergétique du (de la) futur(e) receveur(euse) par l'observation de la démarche, de la voix, de la posture mais aussi au travers des échanges préalables au soin.

Ainsi chaque organe principal a-t-il un rôle bien déterminé dans l'action ou la non-action d'une personne.

Par exemple, certaines personnes commencent un projet sans le mener à bout ou sans le faire durer, d'autres l'imaginent et ne prennent jamais la décision de le commencer. D'autres encore sont prêtes à réaliser un projet, elles ont pris leur décision de le concrétiser mais n'arrivent pas à savoir comment s'y prendre. Il existe enfin des personnes qui ne parviennent pas à se projeter.

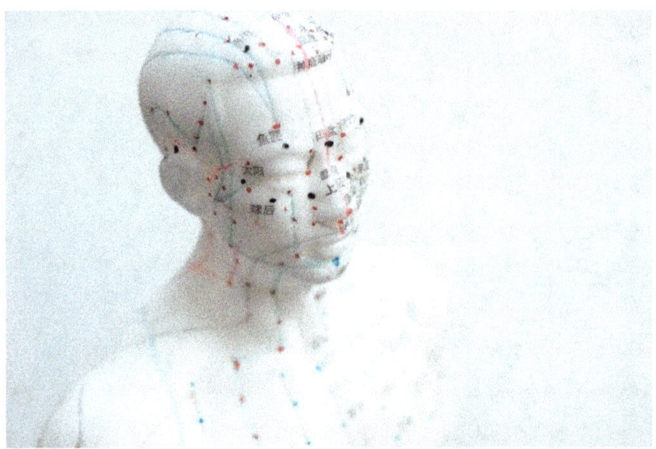

A chaque étape de l'action, le choix, le départ, le choix des moyens, le fait de se projeter dans l'avenir et celui de faire durer leur action, un organe joue son rôle. S'il n'est pas équilibré sur le plan énergétique, il peut empêcher le déroulement de l'action. Les différentes étapes de l'action et les organes correspondants sont détaillés dans le schéma ci-dessous.

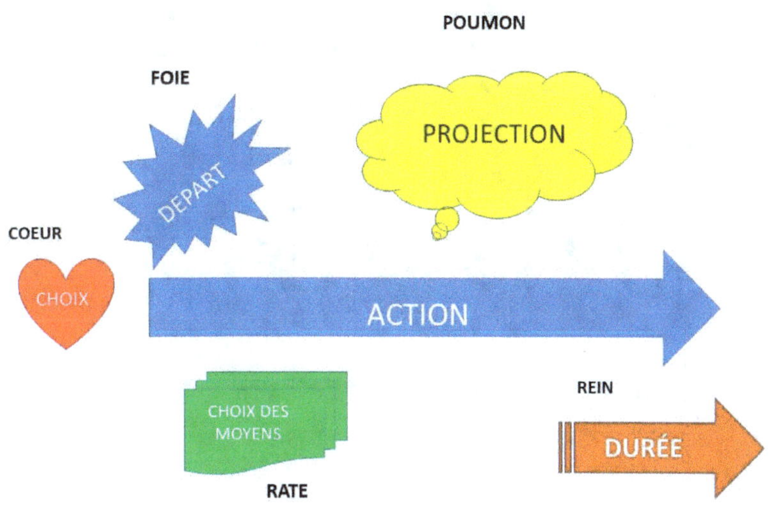

Et, pour aller plus loin…

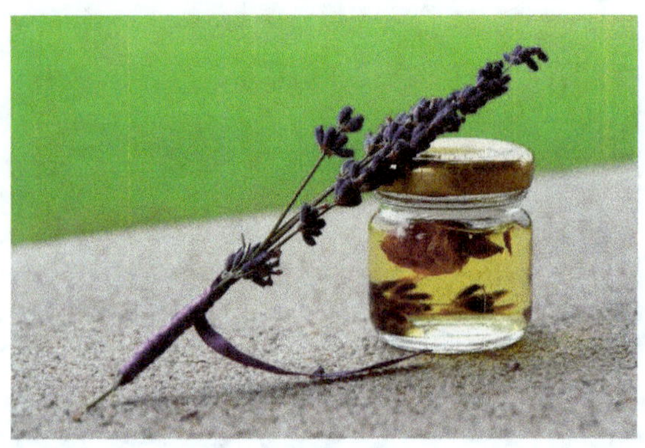

Nous voici au terme de cette première découverte pratique du shiatsu. J'espère que vous aurez pris autant de plaisir à lire ce livre que moi à le rédiger.

Peut-être n'aurez-vous pas attendu les dernières pages pour effectuer quelques petites pressions sur vous-mêmes ou sur vos proches et sans doute en ressentez-vous dès à présent les bienfaits.

Je vous invite maintenant à répéter les pratiques indiquées car, de la répétition, vient l'aisance avec laquelle vous allez partager le shiatsu. Puis, avec cette aisance viendra une plus grande fluidité (Mon professeur parlait de « chorégraphie » en évoquant le mouvement du shiatsuki.) et une profonde relaxation tant pour le receveur que pour vous.

Le shiatsu vous a été présenté ici sous la forme de protocoles regroupant un enchainement de mouvements, pressions et d'étirement. Au- delà de cette pratique très ritualisée, je vous encourage à utiliser ces pressions, même pour quelques instants ponctuels à n'importe quel moment de la journée.

Si vous souhaitez aller plus loin et vous entraîner à la pratique de cet art, vous trouverez dans la page suivante, une bibliographie.

5. Bibliographie

Les bibliographies des maîtres dont j'ai reçu la formation, cités dans ce support sont extrêmement conséquentes et s'il nous fallait retenir qu'un seul ouvrage par praticien ce serait :

Pour la pratique du shiatsu :

Le livre complet de la thérapie shiatsu de Tokujiro Namikoshi

Zen Shiatsu de Shizuto Massunaga

Pour la pratique du do-in :

B.A-BA Dao Yin Automassage chinois par Gérard Edde

Deux auteurs français :

Initiation au shiatsu traditionnel puis Perfectionnement au shiatsu traditionnel par Hervé Eugène. (Editions Chiron)

Dis-moi où tu as mal, je te dirai pourquoi. Michel Odoul (Editions Albin Michel)

Les bénéfices issus de la vente de ce livre seront entièrement reversés à l'association « Toutes à l'école » dont l'objectif est de permettre la scolarisation et l'instruction du plus grand nombre de jeunes filles au Cambodge.

Puisse cette goutte d'eau s'ajouter à d'autres et nourrir d'aussi belles réalisations que celle de l'école Happy Chandara qui accueille aujourd'hui plus de 1000 élèves. Puisse-t-elle servir l'accession à la connaissance, à la lecture et l'écriture des jeunes cambodgiennes dont 30% de la population, encore aujourd'hui, est frappée d'illettrisme.

http://www.toutes-a-l-ecole.org/

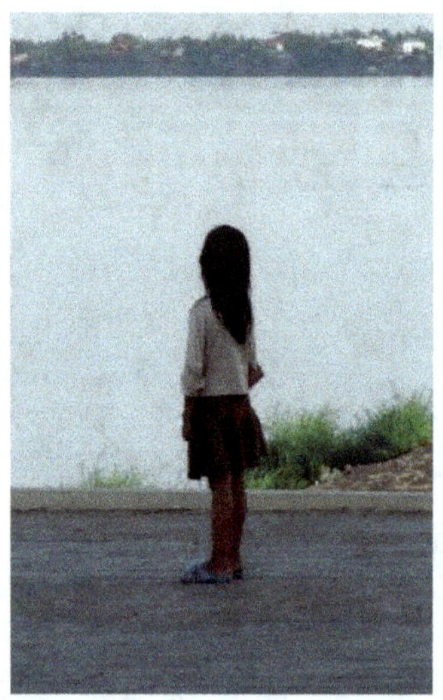

Remerciements

Je remercie du fond du cœur mes familles française et asiatique.

Merci beaucoup à Floriane et Mara, désormais figées par l'objectif capricieux de mon appareil photo, pour leur grande…très grande patience.

Je dois une grande partie de ce que contient ce livre à Hervé Eugène, mon professeur qui m'a fait découvrir cette discipline qui m'enrichit au quotidien.

Je suis vivement reconnaissante à Francis Petot de Psynfinity qui m'offre la possibilité de partager ma pratique du shiatsu dans son association et grâce à qui j'ai découvert chaque jour la complémentarité des thérapies énergétiques chinoises et occidentales.

Merci beaucoup à Agnès et Dominique avec lesquels j'ai partagé un quotidien professionnel riche et sans cesse renouvelé et cette même volonté d'enrichir les pratiques éducatives des milieux scolaires notamment pour la thématique du bien-être à l'école.

Merci enfin à toutes celles et ceux avec qui j'ai pu échanger et pratiquer et qui ont contribué à la construction de cette réflexion et à son aboutissement.

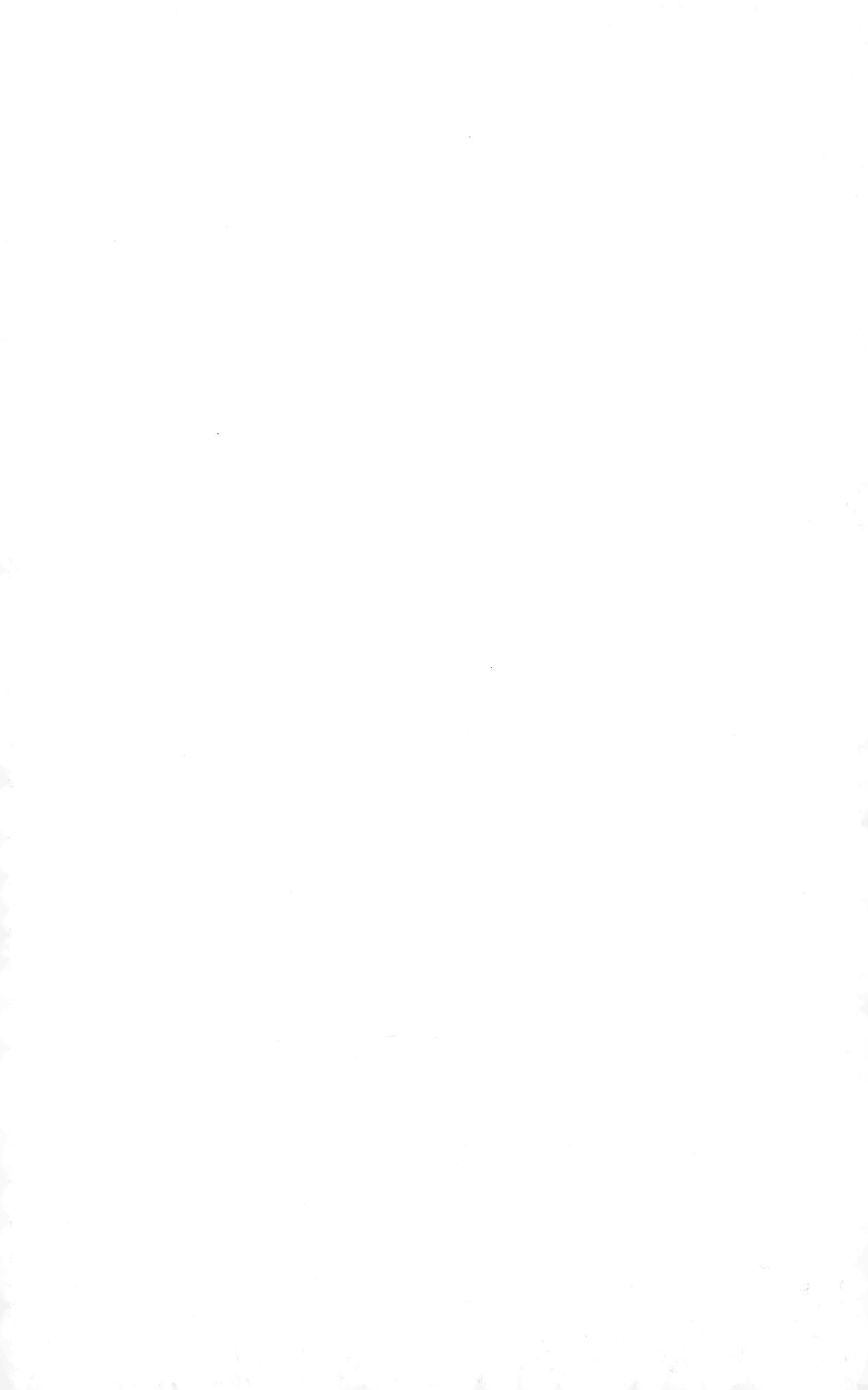

www.ingramcontent.com/pod-product-compliance
Lightning Source LLC
Chambersburg PA
CBHW051837250726
48659CB00005B/1886